ÉTUDE CLINIQUE ET PHYSIOLOGIQUE

SUR

LA PROPYLAMINE

ET

LA TRIMÉTHYLAMINE

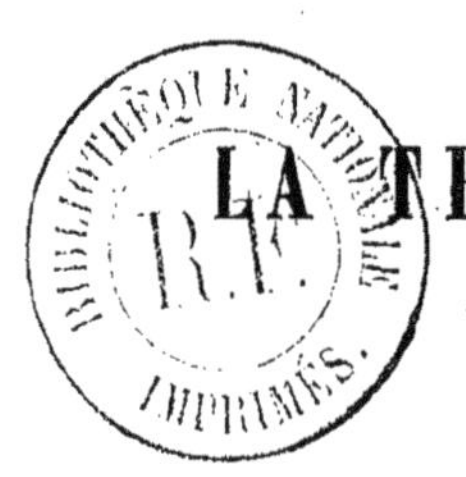

PAR

Aïssa HAMDY

Docteur en médecine de la Faculté de Paris,
Médecin de l'École de médecine du Caire, ex-professeur adjoint à ladite école,
Ex-chirurgien oculiste en second à l'hôpital général du Caire,
Médecin ordinaire de la Maison de Leurs Altesses les princes khédiviens,
Ex-délégué de la Mission égyptienne de Montpellier,
Membre titulaire de la Société de médecine et de chirurgie pratique, de la Société
médicale d'émulation de Montpellier.

PARIS

P. ASSELIN, SUCCESSEUR DE BÉCHET J[ne] ET LABE

LIBRAIRE DE LA FACULTÉ DE MÉDECINE,

Place de l'École-de-Médecine.

1873

DU MÊME AUTEUR :

DE LA CIRCONCISION, une brochure in-8 de 154 pages, avec 16 figures. — **Prix : 3 fr.**

Chez P. ASSELIN, éditeur, place de l'École-de-Médecine.

ETUDE CLINIQUE ET PHYSIOLOGIQUE

SUR

LA PROPYLAMINE

ET

LA TRIMÉTHYLAMINE

AVANT-PROPOS

La propylamine a été découverte en 1850 par Wertheim, en distillant de la narcotine avec de la potasse. C'est un alcaloïde appartenant au groupe des ammoniaques composées, découvertes en 1849 par l'illustre professeur de chimie de la Faculté, M. Wurtz.

La propylamine, et mieux la triméthylamine, son isomère, existent en abondance dans le corps de certains poissons en décomposition, et c'est de la saumure de harengs qu'on la retire.

Elle paraît avoir été employée pour la première fois par le professeur Awenarius (de Saint-Pétersbourg), dans plus de 250 cas de rhumatisme articulaire aigu ou chronique, de 1854 à 1856, et elle lui aurait donné des succès presque constants. (*Remarques sur la propylamine*, *Journal de pharmacie et de chimie*, 3e série, t. XXXV, 1859.)

Le Dr John M. Gaston, instruit par Awenarius de ces heureux résultats, a donné à son tour, depuis huit ans, la propylamine dans un grand nombre de cas de rhumatisme articulaire aigu, et il vient de consigner les effets qu'il en a obtenus dans l'*Indiana journal of medecine*, dont l'article a été reproduit par le *Medical press and circular*, et est arrivé à la connaissance des journaux français. L'auteur y est certain d'améliorer un rhumatisme en trente-six ou quarante-huit heures.

C'est guidé par ces résulats avantageux que M. Dujardin-Beaumetz a entrepris d'expérimenter la triméthylamine dans le traitement du rhumatisme articulaire aigu. Les effets qu'il a constatés semblent témoigner d'une efficacité si remarquable du médicament, que tout d'abord il en a éprouvé de la défiance, et ne s'est décidé à les communiquer à la Société médicale des hôpitaux de Paris, dans sa séance du 10 janvier 1873, que lorsqu'il eut appris qu'ils étaient confirmés par les observations de M. Ernest Besnier à la Maison municipale de santé. Depuis lors, plusieurs autres médecins des hôpitaux sont venus joindre leur témoignage à celui de leurs distingués confrères.

Nous avons pensé que des effets thérapeutiques aussi tranchés devaient dépendre d'une action physiologique bien définie du médicament, et cela nous a décidé à entreprendre des recherches expérimentales propres à nous faire connaître le mode d'action de la propylamine, pour en éclairer et en assurer l'emploi. Nous ne nous dissimulons pas combien cette tâche est difficile et délicate, et combien est grande notre insuffisance; mais on voudra bien tenir compte de cette difficulté même de notre sujet dans l'appréciation de notre travail. Il nous a été singulièrement facilité par l'obligeance de notre savant maître, M. le professeur Béhier, qui n'a cessé de nous donner des marques de bienveillance pendant tout le cours de nos études, et qui a bien voulu nous mettre à même d'observer, dans son service, les effets de la propylamine sur les rhumatisants.

Cette double direction clinique et physiologique imprimée à notre modeste travail répond au but de notre séjour à Paris, que l'inépuisable libéralité du prince éclairé qui gouverne l'Égypte a daigné prolonger, pour nous permettre de perfectionner en quelque sorte nos études, en puisant plus avant dans cette mine si riche de connaissances que recèle la capitale de la France.

Nous diviserons notre travail en trois sections : dans la première, nous jetterons un coup d'œil sur l'origine et les caractères de la propylamine ; dans la seconde, nous passerons rapidement en revue les principaux travaux cliniques publiés sur cette matière, et nous y donnerons la relation des observations qu'il nous a été donné de recueillir nous-même ; enfin, dans la troisième, nous exposerons les expériences que nous avons faites sur les animaux pour arriver à la détermination des effets physiologiques de la propylamine et à l'interprétation des résultats cliniques.

PREMIÈRE PARTIE

Origine et caractères de la propylamine et de la triméthylamine.

§ 1er. — DES ORIGINES NATURELLES DE LA PROPYLAMINE.

A. *Végétaux propylamiques.*

I. La famille des chénopodiacées nous fournit l'un des plus importants, le chénopodium vulvaria, la vulvaire, ainsi nommée à cause de l'odeur qu'exhalent les feuilles de cette plante, et que M. Dessaignes a démontré être due à de la triméthylamine.

Le chenopodium ambrosioides en contient aussi, et M. Hesse en a retiré de la betterave.

II. Dans la famille des rosacées, tribu des pommacées, les genres cratægus et sorbus nous offrent des plantes dont les fleurs exhalent une forte odeur de propylamine. Tels sont :

Les cratægus oxyacantha (aubépine) ; C. monogyna ; C. coccinea; C. crusgalli ; C. calpodendron, etc.

Les sorbus aucuparia (sorbier des oiseaux); S. canadensis ; S. domestica (cormier); S. hybrida ; S. sambucifolia; S. lanuginosa, etc.

Le pyrus communis, etc.

III. Dans la famille des caprifoliacées, le genre viburnum; V. opulus (obier); V. lantana (viorne) ; V. pyrifolium.

Le genre sambucus, S. ebulus (hyèble); S. nigra (sureau) ; S. racemosa (sureau à grappes).

Avant l'analyse du viburnum opulus, le plus riche en propylamine et contenant aussi de l'acide valérianique, cette plante était populaire en Russie contre la scrofule (décoction des branches). Contre le catarrhe chronique et la toux des vieillards, on fait un sirop avec les baies. (J. de Kaleniczenko, note sur la propylamine, 1870.)

IV. Les espèces propylamiques sont très-nombreuses au Cap. Tels sont, dans les Asclépiadées, les genres :

Stapilea : S. grandiflora ; S. hirsuta ; S. revoluta; S. variegata.

Huernia: H. tubata ; H. pillosissima.

Apteranthès : A. goussaniana; A. cylindrica, etc.

Ces plantes, au moment de la floraison, ont l'odeur de notre vulvaria, mais centuplée. (J. de Kaleniczenko.)

V. La rafflesia Arnoldi, la reine des plantes propylamiques. Pendant la floraison, elle projette une odeur horriblement fétide de propylamine et de carbonate d'ammoniaque, à plus de 100 mètres, au point que les animaux qui se nourrissent de cadavres sont attirés vers cette plante.

VI. Dans les crassulacées, le cotylédon umbilicus (Hetet).

VII. Dans les champignons : le phallus impudicus a un suc très-riche en triméthylamine.

Dans l'ergot de seigle, Winckler a trouvé la triméthylamine, qui, d'après Wiggers, y serait à l'état de formiate, d'où elle se dégage en chauffant avec la potasse, en répandant son odeur caractéristique. Il y en a dans le vin, et Winckler en a trouvé dans l'urine et dans le sang.

B. *De la propylamine dans le règne animal.*

On la rencontre dans un grand nombre de poissons de mer, tels que :

I. Le clupea harengus (hareng commun), dont la saumure a une odeur propylamique très-prononcée; le clupea alosa (alose); le clupea sprattus (sardine commune); le kilky (sardine de Russie).

II. Dans le genre acipenser (esturgeons) : A. huso (grand esturgeon ou hauser); A. ruthenus (petit esturgeon ou sterlet) ; A. sturio (esturgeon commun) ; A. stellatus (scherg).

Les médecins russes ont l'habitude de prescrire aux personnes atteintes de catarrhes chroniques, de commencement de tuberculisation des poumons, de manger chaque jour à jeun ou la laitance de hareng ou des harengs entiers macérés dans du lait, ou le caviar, ou encore le Balik gras, mets très-estimé en Russie, que l'on prépare pour les voyages avec diverses espèces d'esturgeons (J. de Kaleniczenko).

III. Dans la morue surtout, *Gadus morrhua ;* dans l'huile de foie morue, etc.

D'après M. de Kaleniczenko, l'extrait de foie de morue préparé par Meynet contient : plus de moitié de son poids de matière glycogène du foie, naturellement et intimement unie à la graisse de ce même foie ; près de 3 pour 100 de propylamine, autant d'ammoniaque ; 2 pour 100 d'acide phosphorique, une proportion relativement importante de métalloïdes : brome, chlore, iode, toutes substances qui entrent également dans la composition de l'huile de foie de morue, mais à doses très-faibles, et lui communiqueraient néanmoins les propriétés curatives qu'on lui attribue.

§ II. Origine chimique de la triméthylamine et de la propylamine ; leur formation, leur préparation, leurs caractères, etc.

En 1849, M. Wurtz a donné le nom d'ammoniaques composées à des bases résultant de la substitution des radicaux des alcools, tels que le méthyle CH^3, l'éthyle C^2H^5, le propyle C^3H^7, etc., à un atome d'hydrogène de l'ammoniaque.

En 1850, M. Hofmann a établi que le second et le troisième atomes d'hydrogène de l'ammoniaque peuvent aussi être remplacés par les radicaux alcooliques.

Si un seul atome d'hydrogène de l'ammoniaque simple

$$\left.\begin{matrix} H \\ H \\ H \end{matrix}\right\} Az$$

est remplacé par le radical alcoolique, on a une ammoniaque composée *primaire*, telle que la méthylamine.

$$\left.\begin{matrix} CH^3 \\ H \\ H \end{matrix}\right\} Az$$

On a une ammoniaque composée secondaire si deux atomes d'hydrogène de l'ammoniaque sont remplacés par deux molécules du radical alcoolique ; ainsi, dans la diméthylamine :

$$\left.\begin{matrix} CH^3 \\ CH^3 \\ H \end{matrix}\right\} Az$$

Enfin, si les trois atomes d'hydrogène de l'ammoniaque simple sont remplacés par trois groupes alcooliques, on a une ammoniaque composée tertiaire, telle que la triméthylamine,

$$\left.\begin{matrix} CH^3 \\ CH^3 \\ CH^3 \end{matrix}\right\} Az = C^3H^9Az$$

formule brute qui est la même que celle de deux autres ammoniaques composées, savoir : la propylamine, dont la formule rationnelle est

$$\left.\begin{matrix} C^3H^7 \\ H \\ H \end{matrix}\right\} Az$$

et l'éthylméthylamine.

$$\left.\begin{matrix} C^2H^5 \\ C\ H^3 \\ H^3 \end{matrix}\right\} Az$$

Enfin, M. Hofmann a obtenu des bases ammoniées, dérivées de l'hydrate d'oxyde d'ammonium par la substitution d'un radical alcoolique aux quatre atomes d'hydrogène de l'ammonium. Tel est l'hydrate de tétraméthylammonium :

$$\underbrace{\left.\begin{matrix} H \\ H \\ H \\ H \end{matrix}\right\} AzOH}_{\text{Hydrate d'ammonium}} \qquad \underbrace{\left.\begin{matrix} CH^3 \\ CH^3 \\ CH^3 \\ CH^3 \end{matrix}\right\} AzOH}_{\text{Hydrate de tétraméthyl-ammonium}}$$

C'est en faisant agir l'iodure de méthyle (CH^3I) sur l'ammoniaque tertiaire, la triméthylamine, qu'il se forme de l'iodure de la base ammoniée, le tétraméthylammonium =

$$\left.\begin{matrix} CH^3 \\ CH^3 \\ CH^3 \\ CH^3 \end{matrix}\right\} AzI$$

Ces notions élémentaires sur la constitution des ammoniaques composées et des bases ammoniées sont nécessaires pour savoir si le médicament employé sous le nom de propylamine est bien de la propylamine ou de la triméthylamine.

En effet, le corps alcalin que Wertheim découvrit en 1850 en distillant la narcotine avec la potasse fut nommé par lui *métacétamine*, parce qu'il le regardait comme faisant partie de la série métacétique. La même année, Anderson obtint par la réaction de la potasse sur la codéine une base ayant la même composition et qu'il nomma *propylamine.*

L'année suivante, Wertheim retirait de la saumure de hareng un alcaloïde isomère avec celui que lui avait fourni la narcotine, et il adoptait pour le désigner le nom de propylamine.

M. Dessaignes appliqua d'abord la même dénomination au corps qu'il retira en 1851 du *chenopodium vulvaria.*

Cependant, Winckler en 1853, appliquant les données fournies par Hofmann sur la constitution des ammoniaques composées, montrait que l'alcaloïde tiré de la saumure de hareng n'était pas de la propylamine, mais bien de la triméthylamine. En effet, en traitant cette base par l'iodure de méthyle, il obtint de l'iodure de tétraméthylammonium. Or, pour obtenir une base ammoniée, c'est sur une ammoniaque tertiaire telle que la triméthylamine qu'il faut faire agir l'iodure de méthyle et non sur une base primaire, telle que la propylamine.

Celle-ci étant une ammoniaque primaire ne peut donner une base ammoniée qu'en y introduisant trois molécules d'un radical alcoolique, l'éthyle par exemple. C'est ce qui a été fait par M. Mendius, qui en faisant agir l'iodure d'éthyle sur la véritable propylamine, est arrivé à former de l'iodure de propyltriéthylammonium =

$$\left.\begin{matrix} C^3H^7 \\ C^2H^5 \\ C^2H^5 \\ C^2H^5 \end{matrix}\right\} AzI$$

Les deux réactions qui précèdent permettent donc de distinguer la triméthylamine de la véritable propylamine.

Voici au surplus des caractères plus facilement appréciables que nous devons à l'obligeance de notre savant maître, M. Gautier, professeur agrégé de cette Faculté :

1° Mendius obtint la véritable *propylamine* par l'action de l'hydrogène naissant sur le cyanure d'éthyle. C'est un liquide incolore, très-réfringent, très-mobile, d'odeur ammoniacale douce particulière, différente de celle de la triméthylamine, se mêlant à l'eau et s'échauffant à son contact; bouillant à 50° ; sa solution précipite les oxydes de fer, de cuivre, de plomb, de nickel, de cobalt, de mercure, d'aluminium de leurs sels.

2° La *triméthylamine*, isomère avec la précédente, se fait par l'action de l'iodure de méthyle sur la méthylamine; elle se trouve, d'après Dessaignes, dans l'urine humaine douze heures après avoir été absorbée par l'estomac; elle existe dans la saumure de hareng qui contient aussi une petite quantité de propylamine véritable. C'est un liquide huileux, très-alcalin, d'une forte odeur de poison avarié, qui bout à 9°, d'après Hofmann.

3° La *méthyléthylamine*

$$Az\left\{\begin{array}{l}CH^3\\C^2H^5\\H\end{array}\right.$$

serait aussi isomère avec les deux précédentes bases; — encore inconnue.

Les liquides alcalins, employés en médecine jusqu'à présent sous le nom de propylamine, se tirent de la saumure de hareng, d'après un procédé indiqué par le professeur Neliubin, de Saint-Pétersbourg, et l'américain William Procter (*Journal de pharmacie et de chimie*, 3me série, tome XXXV, 1839).

Ce procédé consiste à distiller de la saumure de hareng avec de la potasse; il se dégage de l'ammoniaque et de la triméthylamine que l'on condense dans de l'eau froide. On les sature par l'acide chlorhydrique, et l'on évapore le liquide à siccité; puis on traite le résidu par l'alcool absolu, qui dissout le chlorhydrate de triméthylamine et non le chlorydrate d'ammoniaque. La solution alcoolique additionnée d'hydrate de chaux dégage la triméthylamine que l'on reçoit dans de l'eau refroidie.

On prépare aussi la triméthylamine en chauffant simplement la saumure de hareng sur de la chaux. (Winckler et Hofmann.)

C'est la solution de triméthylamine ainsi obtenue que l'on emploie sous le nom de *propylamine* par lequel nous la désignerons aussi en parlant des travaux des auteurs qui se sont servis de cette dénomination.

C'est un liquide incolore et transparent, très-volatil, d'une odeur ammoniacale et rappelant celle du poisson pourri ou de la saumure de hareng, etc.

Celle qui a été employée par M. Dujardin-Beaumetz est un mélange d'ammoniaque et de triméthylamine. Elle offrait une densité de 0,9634 et la goutte pesait 0,0576.

La triméthylamine est soluble dans l'eau, l'alcool et l'éther, et sa dissolution même étendue présente une forte réaction alcaline; elle répand des fumées blanches en présence d'une baguette mouillée d'acide chlorhydrique et donne avec les acides des sels cristallisables.

Ces sels sont caractérisés par l'odeur de saumure qu'ils donnent lorsqu'on les chauffe. Cette odeur se dégage même à froid par l'addition d'un alcali fixe tel que la potasse, qui déplace la triméthylamine.

Le chlorhydrate de cette base est cristallisable et particulièrement soluble dans l'eau au point qu'il est déliquescent. Tous les sels triméthylamiques précipitent par le tannin, l'iodure de potassium iodure, l'iodure double de mercure et de potassium, le bichlorure de mercure et le chlorure de platine, comme cela arrive pour la plupart des sels d'alcaloïdes naturels. (Thèse de M. Fargier Lagrange.)

Les propylamines du commerce ont une composition des plus variables, ce qui dépend à la fois du procédé de préparation, de l'espèce de saumure employée pour cela et du degré de concentration de la solution alcaloïdique, sans parler de son altération.

M. Petit qui a examiné les différentes variétés de propylamine commerciales de provenances française et étrangère a trouvé que les quantités de produits alcalins, exprimés en triméthylamine, pouvaient varier dans ces différentes solutions de 2 à 52 centigrammes par grammes, et comme ces produits contiennent une notable proportion d'ammoniaque, le chiffre réel de la triméthylamine est encore beaucoup plus faible.

C'est ainsi que la propylamine de MM. Poulenc et Witmann, qui a servi aux expériences cliniques de M. Dujardin-Beaumetz, renfermait 288 milligrammes par gramme de produit alcalin exprimé en triméthylamine, et la proportion de triméthylamine vraie ne dépassait certainement pas 5 centigrammes par gramme. (*Bulletin de thérapeutique*, 15 avril 1873, page 317). Cette dernière propylamine était encore la plus active des deux espèces qui ont servi à nos expériences.

Or il est indispensable, pour que la propylamine prenne rang en thérapeutique, qu'on l'obtienne sous forme d'un produit identique.

M. Frédéric Wurtz, dans son rapport à la Société de pharmacie (séance du 9 mars), a proposé le procédé suivant, qui pourrait remplir cet objet : on transforme l'alcool méthylique en iodure de méthyle; l'éther ainsi obtenu, chauffé sous pression avec de l'ammoniaque, donne des cristaux d'iodure de tétraméthylammonium presque insolubles dans l'eau. Il suffit de les laver avec l'eau distillée pour enlever l'iodure d'ammonium qui a pu se former, et, les décomposant ensuite par la chaux, de recueillir le gaz qui se dégage dans l'eau. On obtiendrait ainsi une solution qu'il ne resterait plus qu'à titrer comme une solution ammoniacale ordinaire, et la thérapeutique aurait à sa disposition un produit de composition constante.

D'un autre côté, M. Dujardin-Beaumetz propose l'emploi du chlorhydrate de triméthylamine, sel bien déterminé et que l'on peut obtenir à un degré de pureté suffisant sous forme de cristaux prismatiques ou en masse amorphe à cause de sa déliquescence. M. Petit a préparé aussi du benzoate de triméthylamine et d'autres sels de cette base.

§ III. — MODE D'ADMINISTRATION DE LA PROPYLAMINE.

Les remarques pharmacologiques que suggèrent les propriétés de la propylamine sont les suivantes :

1° La nécessité d'employer les aromates comme correctifs de l'odeur désagréable de ce médicament et de le dissoudre dans une certaine quantité de véhicule pour éviter son action caustique.

2° Sa volatilité peut déjà rendre compte d'une part de l'altérabilité de ses solutions, et d'autre part de sa prompte diffusion dans l'économie, de la rapidité et de la fugacité de ses effets, ainsi que de son élimination par les surfaces respiratoire et cutanée qu'en fait elle modifie.

Les doses de propylamine administrées par les expérimentateurs, ont été de 50 centigrammes à 1 gramme 50 et rarement jusqu'à 2 grammes, dans une potion aromatisée qui se prend par cuillerées toutes les deux heures.

Au surplus, les principales formules employées jusqu'à ce jour sont les suivantes.

Potion d'Awenarius.

Propylamine	20 gouttes.
Eau distillée	180 grammes.
Oléosaccharum de menthe poivrée.	10 —

A prendre une cuillerée à bouche toutes les deux heures.

La formule du Dr John Gaston est la suivante :

Propylamine, 50, 80.	100 gouttes.
Eau distillée	250 grammes.

Dose : une cuillerée à bouche toutes les deux heures pour un adulte.

Le professeur Coze de Nancy a employé la formule suivante :

Triméthylamine	60	centigrammes.
Potion gommeuse.	120	grammes.
Sirop de menthe.	4	—

A prendre par cuillerée à bouche dans la journée.

M. Dujardin-Beaumetz prescrit la potion suivante :

Triméthylamine.	0 gr. 50 centigr.	1 gramme.	1 gr. 25
—	1 gr. 50 —	2 —	
Eau de tilleul. . .		120 —	
Sirop de menthe.		10 —	

Cet auteur a renoncé au sirop de morphine qu'il associait primitivement à la tryméthylamine pour faciliter sa tolérance par les voies digestives, et qui avait en effet l'inconvénient grave pour une substance soumise à l'expérimentation, de donner prise à cette objection que les effets sédatifs pouvaient être attribués à la morphine.

MM. Protière ont préparé des capsules contenant 5 centigrammes de tryméthylamine qui ont paru à M. Dujardin-Beaumetz resister très-bien à l'action dissolvante du liquide. Pour notre part nous craindrions que ces capsules ne produisissent sur l'estomac une action irritante comparable à celle des perles de chloral, qui est loin d'être sans inconvénient, et d'ailleurs le nombre des capsules à prendre pour représenter une dose sérieuse du médicament serait considérable.

L'emploi des plantes propylamiques ou mieux triméthylamiques, telles que l'infusion ou l'alcoolature de vulvaire, sont sans avantage sur les solutions de triméthylamine, soit au point de vue des propriétés organoleptiques, soit à celui du dosage du principe actif.

Le professeur N. Guibert a conseillé l'emploi de la triméthylamine en frictions à l'extérieur, sur les articulations atteintes de rhumatisme.

Le Dr Schotz a dit à M. Dujardin-Beaumetz, avoir tiré en Amérique un excellent parti de l'application, dans les cas de rhumatisme articulaire, de compresses trempées dans la saumure de poissons.

Nos expériences sur les animaux montrent que la propylamine possède une action insensibilisante locale très-réelle qui la rend analgésique.

DEUXIÈME PARTIE

Emploi de la propylamine (triméthylamine).

Nous croyons devoir consigner ici avec quelques détails les divers essais thérapeutiques qui ont été faits avec ce médicament, parce qu'aussi longtemps qu'une question n'est pas jugée, tous les éléments sont nécessaires à sa solution.

CHAPITRE Ier.

HISTORIQUE DES PRINCIPAUX TRAVAUX SUR LA PROPYLAMINE.

I. *Introduction de la propylamine dans la thérapeutique par Awénarius.* — Le professeur Awénarius, de Saint-Pétersbourg, est le premier qui ait employé la propylamine en médecine. Pendant deux années, de 1854 à 1856, il l'administra avec succès à plus de 230 malades atteints de rhumatisme aigu ou chronique. Chez les rhumatisants aigus, la fièvre et la douleur auraient constamment disparu dès le lendemain de l'emploi du remède.

Les succès d'Awénarius n'auraient pas porté seulement sur des cas de rhumatisme simple, mais encore sur ceux qui étaient compliqués de métastase, péricardite, endocardite, méningite, hémiplégie, paraplégie. La propylamine qu'il employait était tirée de l'huile de foie de morue dont 12 litres donnaient une once d'alcaloïde.

Le Dr Neliubin (de Saint-Pétersbourg) aurait employé la propylamine dans le rhumatisme articulaire avec le même succès qu'Awénarius.

M. Jean de Kaleniczenko, professeur de physiologie et de pathologie générale de l'Université de Charkow, expérimentait de son côté l'extrait de foie de morue, dont il attribue l'action à la propylamine, contre les maladies chroniques les plus diverses, et les résultats qu'il a obtenus sont consignés dans une brochure intitulée : Notes sur la propylamine et les produits organiques qui la contiennent, huile et extrait de foie de morue, etc. (1870).

En Amérique, le Dr John, M. Gaston, à qui le professeur Awénarius avait fait connaître ses succès dans le traitement du rhumatisme au moyen de la propylamine, se mit à l'expérimenter, et il vient de publier les résultats de sa pratique de huit années dans l'*Indiana journal of médecine* ; — et *Bulletin de thérapeutique*, 15 avril 1872, page 328.

En Belgique, c'est le professeur Guibert qui fit connaître le nouveau médicament (*Traité des médicaments nouveaux*, page 300. Bruxelles, 2e édition, 1865).

En France, on ne trouve guère d'autres traces de l'emploi de la propylamine avant le réveil de la question par M. Dujardin-Beaumetz, que les expériences faites à l'hôpital civil de Strasbourg par M. Coze, lesquelles sont exposées et commentées dans une excellente thèse présentée à la Faculté de Strasbourg, par M. Fargier-Lagrange, en juin 1870, et intitulée : Essais thérapeutiques sur la triméthylamine.

II. *Travail de M. Jean de Kaleniczenko.* — Dans sa brochure, le professeur russe expose les résultats de nombreuses observations faites par lui dans le traitement de maladies très-variées au moyen de l'extrait de foie de morue et dont il fait honneur à la propylamine. Il nous a paru intéressant de donner ici un aperçu de ces résultats parce qu'ils permettent d'envisager sous un aspect de plus, la médication par les extraits et les huiles de foie de poissons, et aussi parce que plusieurs semblent recevoir une sanction physiologique de nos expériences sur les animaux.

M. Jean de Kaleniczenko fait la remarque que la graisse et l'huile de foie de morue n'a d'autre effet que l'action nutritive des autres corps gras, que le brôme, l'iode et le phosphore sont en proportion trop faible dans cette huile pour en expliquer les effets curatifs remarquables, et il est ainsi conduit à regarder les matériaux de la bile et le principe volatil odorant de cette huile, la propylamine, comme la véritable source de l'activité des huiles de foie de morue. La supériorité qu'il a reconnue à l'huile brune sur les blanche et jaune serait due à la plus grande quantité de bile et de propylamine qu'elle contient. Aussi, dès que l'auteur eut connaissance des préparations d'extrait de foie de morue faites par M. Meynet, pharmacien à Paris, environ six ans avant la publication de son mémoire, il donna la préférence à cet extrait dont la richesse en propylamine est accusée à la fois par les propritétés organoleptiques et par l'analyse chimique.

Il a employé l'extrait de foie de morue en dragées de Meynet, tantôt seul, tantôt associé à d'autres médicaments concourant au même but, tels que les ferrugineux, les iodiques, l'hypophosphite de chaux, le soufre, le mercure, la quinine.

Ses expérimentations ont porté sur à peu près mille malades affectés de maladies des organes digestifs et respiratoires, du système nerveux, de dyscrasies et de cachexies. Il a obtenu la moitié de guérison complète, environ un quart d'amélioration et un quart d'insuccès.

Au surplus, voici quelques-uns des détails de ce mémoire, plus spécialement afférents au sujet que nous traitons.

I. *Action physiologique de l'extrait de foie de morue.* L'odeur forte de propylamine et la saveur désagréable de cet extrait ont fait choisir à M. Meynet la forme de pilules dragéifiées, c'est-à-dire recouvertes d'une enveloppe compacte de gomme et de sucre qui en masque les propriétés organoleptiques sans entraver leur dissolution dans les voies digestives.

Ces dragées n'inspirent ni répugnance ni dégoût, n'irritent pas la gorge, ne provoque ni nausées ni vomissements. A la dose de deux ou trois à la fois, elles déterminent au bout d'une demi-heure, une sensation de chaleur à l'estomac, suivie du désir de manger. Les digestions sont améliorées ; la constipation et la flatulence disparaissent. En un mot, elles excitent et régularisent les fonctions digestives. Sous ce rapport l'extrait de foie de morue serait plus avantageux que l'huile.

Sous l'influence prolongée de l'extrait de foie de morue chez les sujets prédisposés à son action par la débilité, l'état général s'améliore: le sommeil est meilleur; l'embonpoint renaît; la force musculaire s'accroît; le poids du corps augmente; la respiration devient plus libre et plus profonde; le sang s'enrichit en hématies et en fibrine, et par suite, la chaleur et la force qui résultent des combustions organiques sont accrues; le flux cataménial se régularise chez les chloro-anémiques; en un mot, tous les actes de la nutrition sont activés et régularisés.

Cette perfection de la nutrition se traduit par l'état de sécrétion urinaire: les urines, de rouges, troublées et sédimenteuses qu'elles étaient, deviennent jaune paille et ne donnent qu'un dépôt blanchâtre insignifiant, contenant du phosphate de chaux. Chez plusieurs sujets, il s'est produit une éruption cutanée exanthématique (exanthème propylamique) qui fait préjuger l'effet curatif.

Nous ne savons quelle part exacte on peut faire à la propylamine dans la production de ces effets nutritifs incontestables, mais nous croyons que l'action réparatrice de l'acide phosphorique qui forme les deux centièmes du poids de l'extrait, doit y entrer pour quelque chose, sans parler de l'action stimulante des métalloïdes chloracés et de la bile. Toutefois les effets cliniques de la propylamine ne répugnent en aucune façon à l'idée de lui accorder une participation plus ou moins large dans le résultat final; car à dose modérée, elle active plutôt qu'elle ne dérange la digestion, elle accroît les sécrétions urinaire et cutanée, procure un sommeil plus calme et l'apaisement des douleurs.

II. *Action thérapeutique de l'extrait de foie de morue.*—Nous ne suivrons pas M. de Kaleniczenko dans les nombreuses applications cliniques qu'il a faites des dragées de Meynet à l'extrait de foie de morue pur ou associé à d'autres agents médicamenteux. Nous dirons seulement que les effets physiologiques ci-dessus relatés rendent compte de la part d'entr'elles. Ainsi à l'action stomachique se rattachent les effets curatifs d'un grand nombre de phénomènes dyspeptiques. A l'action nutritive se rattachent les succès dans la chloro-anémie et les cachexies, ainsi que dans les troubles de la menstruation qui en dépendent; dans les maladies de consomption, telles que la phthisie et la scrofule, les hypotrophies, comme le rachitisme; les maladies de misère, telles que le rhumatisme chronique des sujets lymphatiques et des climats froids; enfin dans les maladies de la peau et celles des bronches influencées certainement aussi par voie d'élimination de la propylamine.

On remarquera que ce sont, à très-peu de chose près, les mêmes états morbides que ceux que l'on combat avec succès par l'huile de foie de morue dans les effets de laquelle on n'a peut-être pas fait une part équitable à chacun des principes, notamment à la propylamine, les uns ne voyant dans cette huile qu'un corps gras alimentaire, les autres qu'un médicament iodé ou phosphoré. Aussi éprouve-t-on un véritable embarras pour se rendre compte de l'action parfois héroïque de l'huile de foie de morue, par les quelques grammes de matières grasses qu'elle fournit à l'alimentation et que lui fournissent tant d'autres aliments, sans produire les mêmes résultats. Il est vrai, comme le remarque le savant professeur Gubler, que l'huile de foie de morue est beaucoup plus assimilable que les autres graisses.

Toutefois comme l'extrait de foie de morue est déjà un complexus médicamenteux dont l'action totale est autre que celle de la propylamine isolée et que M. de Kaleniczenko l'a souvent uni à d'autres agents thérapeutiques, nous croirions sortir de notre sujet en poursuivant l'examen détaillé des applications qu'en a faites l'auteur, car cela n'éclaircirait pas davantage l'étude des effets spéciaux de la propylamine.

Nous ne relèverons que les faits relatifs au traitement du rhumatisme articulaire aigu. Cinquante malades ont été soumis à l'usage de l'extrait de foie de morue, et quarante-six ont été radicalement guéris. Ils prenaient six à douze dragées d'extrait et d'iodure de potassium en plusieurs fois dans la journée, et buvaient ensuite une décoction concentrée de viburnum opulus qui contient de la propylamine et de l'acide valérianique. Le pouls, qui battait d'abord 100 pulsations, tombait dans la journée à 65, à 68, pour se relever le soir à 80 pulsations ; une abondante transpiration et fréquemment l'exanthème propylamique survenaient après une semaine.

Dix jours de ce traitement suffisent habituellement pour procurer un soulagement considérable, calmer le malade, lui rendre le sommeil et l'appétit. On cesse alors les dragées iodurées, que l'on remplace par les dragées d'extrait pur, et l'on fait continuer les mêmes boissons.

Après vingt ou trente jours, les malades peuvent se servir de leurs pieds et de leurs mains, n'éprouvant plus que de petites douleurs dans les articulations si les mouvements sont trop prolongés, mais se calmant d'elles-mêmes par le simple repos.

Les préparations iodées et celles de colchique, expérimentées comparativement, n'ont jamais réussi aussi complètement et aussi rapidement.

Dans ses conclusions, M. de Kaleniczenko dit :

« Je crois avoir démontré l'importance qu'on devra dorénavant accorder à la médication propylamique, et l'utilité vraiment remarquable qu'on retirera de l'emploi judicieusement fait des dragées Meynet, d'extrait de foie de morue. J'espère avoir réussi à fixer l'attention de mes confrères de tous les pays, sur un médicament de même nature et de même origine que l'huile de foie de morue dont l'usage leur est familier, mais n'ayant pas ses inconvénients, et d'une efficacité incontestablement de beaucoup supérieure à celle de l'huile, » etc.

Dans un appendice à son mémoire, M. J. de Kaleniczenko consigne les résultats qu'il a obtenus au moyen de la vulvaire, si riche en triméthylamine. Ils offrent une telle ressemblance avec ceux que donne l'alcaloïde, soit en clinique, soit en physiologie expérimentale, qu'il nous semble intéressant de les résumer.

La vulvaire perdant une grande partie de ses propriétés par la dessiccation, elle est donnée par l'auteur en infusion théiforme préparée avec la plante fraîche.

I. *Action physiologique.* — La vulvaire excite les muqueuses en général, dont elle provoque les sécrétions ; elle augmente l'activité des fibres musculaires des organes de la digestion et de la reproduction ; donnée en infusion théiforme dans les fièvres rhumatismales, elle en abrège les accès qu'elle calme même complètement; l'ingestion de 3 onces de cet infusé suffit, au bout d'une heure, pour faire tomber de 95 à 80 par minute les pulsations du cœur ; en même temps, la transpiration s'établit aux aisselles et sur la poitrine; l'urine, de rouge briqueté qu'elle était, devient limpide ; la siccité de la bouche et la soif diminuent.

Cette boisson, dans les catarrhes des organes de la respiration, facilite l'expectoration des glaires, active l'appétit, donne des forces au malade, et aucune des médications préconisées en pareil cas ne produit des effets aussi rapides.

II. *Action thérapeutique.* — On le voit, l'auteur emploie la vulvaire :

1° Comme sédatif dans le rhumatisme articulaire aigu ; il s'en sert aussi, au même titre, dans la migraine et les céphalées, la dysménorrhée, l'hystérie, la chorée, etc., et il apparaît déjà dans ces applications une certaine analogie entre cette plante propylamique et l'ammoniaque.

2° L'analogie devient plus frappante encore dans l'emploi de la vulvaire, contre la goutte et les autres manifestations de la diathèse urique et de l'arthritisme, où la vulvaire change la nature des urines et en augmente la quantité.

3° Même analogie entre l'ammoniaque et la vulvaire contre les catarrhes bronchique et digestif, etc., où l'ammoniaque composée peut bien favoriser l'expectoration en s'éliminant par la surface respiratoire, comme le fait l'ammoniaque simple.

4° Il n'est pas jusqu'aux ulcères atoniques et aux ulcères cancéreux, que M. J. de Kaleniczenko ne combatte par l'infusion de vulvaire en boisson et de plus en applications topiques.

Il est remarquable de voir M. Hétet conseiller la triméthylamine non-seulement dans quelques affections inflammatoires, telles que le rhumatisme, mais encore en applications externes dans les maladies de la peau, surtout dans l'eczéma chronique. En outre, il pense que les sels de cet alcaloïde ne tarderont pas à être employés en médecine dans le même sens et avec le même succès que les sels d'ammoniaque.

L'expérimentation sur les animaux nous a aussi révélé certaines analogies entre les effets de la triméthylamine et ceux de l'ammoniaque ; ce qui n'a pas lieu de surprendre, puisque les propylamines commerciales sont plus ou moins riches en ammoniaque.

III, *Expérimentation de la triméthylamine, par M. Guibert, sur lui-même.* — Dans son *Traité des médicaments nouveaux*, le professeur de Louvain rend compte des expériences qu'il fit sur lui-même.

Action physiologique: — 1° La propylamine mise en contact avec la peau, pendant cinq minutes n'y provoque aucune sensation, mais appliquée en frictions, elle la rubéfie, comme le fait l'ammoniaque.

Placée sur la muqueuse des lèvres, elle y fait naître une sensation de fraîcheur bientôt suivie de cuisson et de rongeur ; finalement une petite ulcération, une légère érosion de l'épithélium.

2° Le 14 novembre 1864, M. Guibert s'étant mis au lit le soir, il prend à l'intérieur 20 gouttes de propylamine dans 125 grammes d'eau en 4 doses de quart d'heure en quart d'heure, et il éprouve quelques renvois, quoique la digestion fût plutôt activée que relentie; le pouls est moins fort et tombe de 66 à 59 pulsations; il n'y a pas de sueur.

Le lendemain il prend de la même manière une cuillerée et demie à café de propylamine dans un verre d'eau, et le pouls descend à 54 pulsations.

Le 21 il prend dans un verre d'eau de pompe; trois cuillerées à café de propylamine; seulement la première dose ayant déterminé un sentiment de brûlure dans l'œsophage, il étend le reste d'eau et le pouls tombe encore de 8 à 9 pulsations.

Les assistants remarquent une grande pâleur de la peau chez l'expérimentateur, et lui-même éprouve une légère sensation de froid.

On peut avec M. Guibert conclure que la propylamine est un hyposthénisant vasculaire et un irritant local, puisqu'elle rubéfie la peau, ulcère les muqueuses et donne de la brûlure œsophagienne, de la chaleur et même des pincements douloureux à l'estomac quand la solution n'est pas suffisamment étendue.

M. Guibert cite comme résultat thérapeuthique de la triméthylamine une observation recueillie sur lui-même. Citons :

« Pendant les journées humides du mois de novembre 1860, dit-il, nous avons souffert de douleurs rhumatismales dans le genou droit avec hypéresthésie et sensation de brûlure dans la peau de la cuisse au-dessus de la rotule. Nous avons fait à deux reprises des frictions locales avec un morceau de flanelle imbibée de propylamine, et en même temps nous avons pris deux soirs de suite 24 gouttes de propylamine dans 3 onces d'eau distillée, la douleur a cessé rapidement et l'affection a complètement disparu. »

On peut se demander si la rubéfaction produite par les frictions propylamiques n'a pas été la principale cause de la disparition de la douleur, comme cela se voit aussi avec les liniments ammoniacaux. D'autre part nos expériences sur les animaux révèlent une action insensibilisante locale non douteuse dans la propylamine.

IV. — *Travail de M. Fargier-Lagrange.* — C'est l'emploi de la triméthylamine par M. le professeur Coze au service des maladies chroniques à l'hôpital civil de Strasbourg qui a donné à M. Fargier-Lagrange l'idée de choisir l'étude du nouveau médicament pour sujet de sa thèse inaugurale.

M. Fargier-Lagrange fait d'abord une étude complète de la propylamine et montre que le médicament employé sous ce nom n'est pas la vraie propylamine, mais bien son isomère, la triméthylamine, qu'elle soit tirée de l'huile de foie de morue comme celle d'Awénarius, ou de la saumure de hareng telle que celle qu'on a généralement expérimentée et dont Procter avait réglé le mode de préparation dès 1859

Il expose ensuite les effets physiologiques de la triméthylamine, effets confirmatifs et complémentaires de ceux qu'avait observés M. V. Guibert. Ainsi il indique l'action irritante locale de la triméthylamine sur les muqueuses, dont elle dissout et enlève l'épithélium; d'où la nécessité de la donner suffisamment étendue d'eau à l'intérieur pour ne pas offenser l'estomac. Ingérée, elle excite les muqueuses dont elle provoque les sécrétions, et elle augmente la transpiration, comme les autres ammoniacaux, elle est fluidifiante et antispasmodique. Mais le principal fait à relever, c'est l'action sédative de la triméthylamine sur la circulation : à dose faible, de 5 à

10 gouttes, elle active le pouls; à dose plus forte, elle le déprime, si bien qu'à 50 gouttes et au delà, elle produit sur le cœur des effets antipyrétiques, Cette action sédative finale sur l'éréthisme des fonctions nerveuses est la caractéristique de la triméthylamine dont on peut négliger les effets stimulants préalables et passagers.

M. Fargier-Lagrange expose ensuite les propriétés thérapeutiques de la triméthylamine en commençant par l'historique des travaux de MM. Awenarius, Guibert, de Kaleniczenko, etc., puis il relate les faits de la pratique de M. Coze et de sa propre observation.

M. Fargier-Lagrange a observé les bons effets de ce traitement chez neuf rhumatisants et il donne les observations de 5 d'entre eux.

Le grand soulagement éprouvé par ces 9 malades fit naître chez M. Fargier-Lagrange une conviction profonde sur l'efficacité du nouveau médicament. Dans chaque cas en effet, dit-il, la température a été abaissée, le pouls a subi une dépression; mais c'est l'élément douleur qui a toujours été le plus favorablement influencé. C'est donc comme calmant que la triméthylamine a été administrée dans ces observations que ce court résumé emprunté à l'auteur nous dispense d'analyser en détail.

Les deux premières sont relatives à des arthrites déformantes, la troisième à une tumeur blanche du poignet, la quatrième est un cas de méningite spinale chronique rhumatismale avec contracture des articulations, tous cas dans lesquels l'excrétion de l'urée fut plus ou moins diminuée pendant le traitement; enfin la cinquième observation est relative à une malade affectée de tumeur blanche du genou chez laquelle, par exception, la température n'est pas tombée au-dessous de 37° ni le pouls au-dessous de 88.

De ces observations et des divers faits consignés dans son travail, M. Fargier-Lagrange tire les conclusions suivantes :

« La triméthylamine diminue les combustions intra-organiques et abaisse le chiffre de l'urée; elle diminue l'activité circulatoire et abaisse la température: enfin, elle exerce une action sédative sur le système nerveux et diminue manifestement la douleur névralgique et articulaire. »

On verra bientôt à quel point ces conclusions sont confirmées par nos expériences physiologiques sur les animaux où il y a constamment dépression de la circulation, abaissement de la température et un certain degré d'analgésie.

V. — *Pratique du D John M. Gaston.* — Ce médecin à qui Awenarius avait fait connaître les bons effets de la propylamine dans le traitement du rhumatisme vient d'exposer dans l'Indiana journal of médecine les résultats de sa propre expérience pendant les huit dernières années sur l'emploi de la propylamine. Cet article a été reproduit par le médical Press and circular d'août 1872.

L'expérimentation du Dr Gaston a porté sur un très-grand nombre de cas de rhumatisme articulaire aigu, contre lequel il est si confiant dans l'action de la propylamine qu'en diagnostiquant un rhumatisme, il en promet l'amélioration en trente-six ou quarante-huit heures. Il prescrit quelquefois un purgatif, puis 15 ou 20 grains (75 centi. à 1 gramme) de quinine dans les vingt-quatre premières heures. Puis, il administre de 2 à 6 ou 8 gouttes de propylamine dans une cuillerée à bouche d'eau toutes les deux heures pendant les vingt-quatre premières heures, et à un plus long intervalle dans les vingt-quatre heures suivantes et la cure est achevée en ce qui concerne le soulagement de la sensibilité des jointures et de la douleur.

On le voit, c'est encore comme sédatif de l'élément douleur que la propylamine s'est montrée dans les nombreuses observations du Dr Gaston.

VI. — *Observations de M. Dujardin-Beaumetz.* — C'est encouragé par les succès étonnants du Professeur Awenarius et du Dr Gaston que M. Dujardin-Beaumetz résolut d'expérimenter la triméthylamine dans le traitement du rhumatisme. Ses expériences ont été communiquées à la Société médicale des hôpitaux dans sa séance du 10 janvier 1873 (*De la propylamine et de la triméthylamine dans le traitement du rhumatisme articulaire aigu.*) Elles ont commencé en septembre 1872 à la maison municipale de santé où M. Dujardin-Beaumetz remplaçait son collègue, M. Ernest Besnier.

La propylamine ou triméthylamine employée venait de la fabrique de produits chimiques de MM. Poulenc et Wittmann, et avait été préparée avec la saumure de hareng. Elle fut donnée en potion comme il suit :

Propylamine.	0,25. 0,50. 1. 1,25. 1,50.
Eau de tilleul	120 grammes.
Essence d'anis	Q. S.
Sirop de morphine. .	20 grammes.

A prendre par cuillerée à bouche toutes les deux heures.

Le sirop de morphine n'avait d'autre but que de faire tolérer l'alcaloïde par l'estomac, il a été supprimé par M. Ernest Besnier et par M. Dujardin-Beaumetz lui-même. Cet expérimentateur débute d'ordinaire par 0 gr. 50 de propylamine le premier jour; il donne 1 gr. le second jour et jamais il ne dépasse 1 gr. 75. En effet, au-dessus de la dose de 1 gr. à 1 gr. 50, il se produit un peu d'ardeur dans l'arrière gorge et une chaleur assez vive à l'estomac, mais pas de nausées ni de vomissements. La triméthylamine a été donnée seule, sans association d'autres substances actives auxquelles on eût pu attribuer une part dans le résultat. Avant de l'administrer, la nature du rhumatisme était soigneusement constatée et le malade mis en observation pendant un ou deux jours.

M. Dujardin-Beaumetz, dans sa communication à la Société médicale des hôpitaux, donne la relation de 7 cas de rhumatisme traités par la nouvelle méthode; les quatre premiers à la maison Municipale de santé; le cinquième à Lariboisière et les deux autres dans sa clientèle de la ville. Nous détachons du résumé qu'il fait de ses 7 observations les résultats suivants:

Ire Observation. — Homme de 49 ans, atteint depuis cinq mois d'un rhumatisme subaigu qui avait résisté aux purgatifs, au sulfate de quinine, aux vésicatoires et à la teinture d'iode. La propylamine fut donnée en petite quantité, pour en fixer la dose; elle a été prise pendant trois semaines sans dépasser 1 gramme. Cependant, dès le surlendemain du début de ce traitement, une amélioration notable s'était produite, et le malade, infirme à son entrée, sortait un mois après assez complètement guéri pour reprendre ses fonctions de contrôleur aux halles.

Obs. II. — Homme de 29 ans, affecté d'un rhumatisme articulaire aigu à sa troisième attaque, les deux précédentes ayant duré quatre à cinq semaines. Le 10 septembre, on donne 20 gouttes de propylamine; le lendemain douleurs presque nulles, et guérison complète en quatre jours, après une durée totale de six jours de rhumatisme.

Obs. III. — Homme de 24 ans, atteint pour la première fois de rhumatisme le 21 septembre et mis à la propylamine le 25, en commençant par 1 gramme. Il quitte l'hôpital complètement guéri le 6 octobre après dix-sept jours de maladie.

Obs. IV. — Rhumatisme articulaire aigu chez un homme de 40 ans, à sa troisième attaque, débutant le 15 septembre 1872; entrée à la Maison de santé le 1er octobre; le surlendemain institution du traitement par la propylamine et le 21 guérison.

Obs. V. — Homme de 22 ans, à sa cinquième attaque de rhumatisme articulaire aigu, datant de quinze jours à son entrée à l'hôpital de Lariboisière le 27 août. Il est mis au traitement par la propylamine à la dose de 1 gramme, et il est guéri après six jours, le 3 septembre.

Les sixième et septième observations sont relatives à des malades de la clientèle de M. Dujardin-Beaumetz. L'un était à sa troisième attaque de rhumatisme articulaire aigu et fut guéri en six jours par doses de 0 gr. 50 à 1 gramme de propylamine après une durée de huit jours de la maladie.

L'autre est à sa deuxième attaque de rhumatisme, qui guérit en huit jours de traitement par la propylamine, après 10 jours de durée.

M. Dujardin-Beaumetz apprécie ensuite la valeur du traitement du rhumatisme articulaire aigu par la propylamine dans les termes suivants: « L'amélioration est le plus souvent très-rapide; quelque fois même, douze heures après l'administration du remède, les malades éprouvent un grand soulagement, les douleurs sont moins vives; les mouvements sont mieux supportés, etc. Ces résultats ne nous ont jamais fait défaut, seulement, ils tardent plus ou moins à se montrer. »

Dans quelques cas, M. Dujardin-Beaumetz a suspendu l'usage de la propylamine en donnant des potions qui n'en contenaient pas, et toujours il a observé une recrudescence dans les phénomènes articulaires. « Ainsi donc, ajoute l'auteur, diminution de la douleur, puis diminution dans les phénomènes congestifs articulaires. Le rhumatisme paraît s'éteindre sur place ; quelquefois on voit des tendances à de nouvelles poussées, mais ces dernières sont très-légères, et si l'on a le soin de continuer l'usage de la propylamine, on les voit disparaître complètement. Les phénomènes ébriles diminuent en même temps que les phénomènes articulaires ; les sueurs paraissent légèrement augmentées; l'appétit revient rapidement. La guérison est complète, du moins quant à l'attaque, dans un laps de temps qui varie de quatre à dix jours. »

M. Dujardin-Beaumetz a suivi ses malades et n'a pas vu se produire les rechutes qui sont si fréquentes après le traitement du rhumatisme par le sulfate de quinine. Il n'a pas non plus observé de complication du côté du cerveau, et il n'en a pas vu survenir de nouvelle du cœur, chez les rhumatisants déjà atteints de lésions antérieures de cet organe.

En résumé, cessation rapide des douleurs, puis du gonflement articulaire, et par suite retour du mouvement des jointures ; extinction rapide de la fièvre; pas de complication cérébrale ni cardiaque ; pas de rechute; tels sont les résultats surprenants constatés par M. Dujardin-Beaumetz et qui font vivement désirer de les voir confirmés par la généralité des praticiens.

Déjà, à la suite de la communication faite à la Société médicale de Paris par ce distingué médecin, plusieurs de ses collègues de la même société sont venus apporter des témoignages en faveur de la nouvelle médication du rhumatisme articulaire aigu.

C'est ainsi que M. Ernest Besnier continuant dans son service de la Maison de santé les expériences cliniques commencées par M. Dujardin-Beaumetz a obtenu des résultats non moins favorables chez six rhumatisants auxquels il a donné la triméthylamine. Il l'a également employée avec succès dans un rhumatisme blennorrhagique.

M. Brouardel de son côté fait connaître deux cas de rhumatisme articulaire aigu guéris par la triméthylamine ; l'un est relatif à un homme qui avait déjà présenté deux attaques de rhumatisme d'une durée de six semaines, et chez qui la troisième attaque céda en dix jours au nouveau médicament. Le second cas est un rhumatisme franc qui disparaît en deux ou trois jours sous l'influence de la triméthylamine.

M. Gombault a réussi dans deux ou trois cas d'une manière aussi surprenante.

Cependant au milieu de ce concert d'éloges, un témoignage discordant se produit ; c'est celui de M. Desnos qui a expérimenté la propylamine en 1863 et en 1872 et qui dit n'avoir obtenu aucun résultat comparable à ceux annoncés par ces collègues.

Depuis sa première note lue à la Société médicale des hôpitaux, M. Dujardin-Beaumetz a publié dans la *Gazette hebdomadaire de médecine et de chirurgie* de 1873, n°s 13, 15 et 16 de nouvelles observations empruntées à plusieurs de ses collègues et dont il donne le résumé dans le tableau suivant :

Nos des observations.	Hôpital.	Sexe.	Age.	Nature du rhumatisme.	Nombre des attaques	Temps écoulé depuis le début du rhumatis. jusqu'au commence. du traitement par la triméthylamine.	Durée du traitement par la triméthylamine.	Durée totale de la maladie.	Médications antérieures.	Résultats.	Noms des observateurs.	Observations.
1	Hôtel-Dieu.	Homme.	26	Aigu.	Rechute.	2 jours.	3 jours	5 jours	P. de Dower.	Guérison.	Martineau.	»
2	Id.	Femme.	37	Id.	1re	15 —	5 —	20 —	Sulfate de quinine.	Id.	Id.	Augmentation très-considérable de l'appétit.
3	Id.	Id.	29	Id.	4e	15 —	5 —	20 —	Rien.	Id.	Id.	Améliorat. très-notable le lendemain de l'admin. du médic.
4	Id.	Id.	40	Id.	1re	15 —	4 —	19 —	Id.	Id.	Id.	Appétit très-augmenté. Diurèse abondante.
5	Id.	Homme.	24	Id.	8e	2 —	14 —	» »	Id.	Insuccès.	Id.	»
6	Beaujon.	Id.	37	Subaigu.	5e	» »	12 —	» »	Id.	Guérison.	Brouardel.	Amélioration dès le quatrième jour du traitement.
7	Id.	Id.	20	Blennorr.	1re	10 —	11 —	21 —	Id.	Id.	Id.	»
8	St-Antoine.	Id.	»	Aigu.	9e	5 —	19 —	24 —	Id.	Id.	Gombault.	»
9	Id.	Femme.	28	Id.	2e	8 —	10 —	18 —	Id.	Id.	Id.	F. grave. Compliq. de délir. viol.
10	Charité.	Femme.	21	Aigu	1re	5 —	4 —	29 —	Id.	Améliora-tion.	Bouchard.	Tr.-grande améliorat. par la trimétylam. Cessat. brusque du trait. faute du médic. Rechute.
11	M. de Santé.	Homme.	19	Id.	1re	5 —	7 —	12 —	Id.	Guérison.	Feréol.	»
12	Id.	Id.	24	Id.	2e	3 —	6 —	9 —	Id.	Id.	Id.	»
13	Id.	Id.	17	Subaigu.	1re	6 —	6 —	12 —	Id.	Id.	Id.	»
14	Id.	Id.	42	Aigu.	2e	15 —	15 —	30 —	P. de Dower.	Id.	Id.	Dès le sixième jour du traitem., très-grande amélioration.
15	Id.	Id.	24	Blennorr.	1re	» »	1 »	» »	»	Insuccès.	Id.	La triméthylamine, à la dose de 0 gr. 75, a produit de la diarrhée et de la sécheresse dans l'arrière-gorge, au point de faire cesser le traitement.

La propylamine est une substance aujourd'hui à l'étude, elle s'expérimente de toutes parts, et l'on ne peut manquer d'être prochainement fixé sur sa valeur thérapeutique. Nous ne pouvons pas relater ici toutes les observations qui ne sont qu'en cours de publication et nous nous bornerons avant de passer à l'exposé de celles que nous avons recueillies nous-même à en citer une qui nous vient de la province. Elle est due au Dr Bouchard (de Saumur) et consignée dans le *Bulletin de thérapeutique* du 15 avril 1873, p. 320.

Il s'agit d'un garçon de 19 ans, domestique, souvent exposé à l'humidité, atteint pour la troisième fois de rhumatisme articulaire, le 28 février dernier. Il n'appelle le Dr Bouchard que le 15 mars. Il présentait alors un rhumatisme aigu et fébrile étendu à un grand nombre d'articulations.

Du 16 au 22. Il fut mis au traitement suivant : Applications calmantes sur les articulations ; 8 gr. d'acétate de potasse et une ou deux pilules de cynoglosse chaque jour ; légers potages et eau rougie.

Le 22. L'état général ne s'était pas amélioré et de nouvelles articulations s'étaient prises ; M. Bouchard prescrit une potion avec 1 gr. de propylamine, aromatisée à la menthe, à prendre par cuillerées à bouche toutes les deux heures. Cette potion devait être répétée chaque jour. Dès le second jour, le malade se trouvait beaucoup mieux, et il était guéri quatre jours après.

Le 29. Il se levait et se promenait. Aussi M. Bouchard engage-t-il ses confrères à expérimenter le nouveau médicament.

VII. *Expériences du Dr G. Namias.* — Il ne sera pas sans intérêt de faire suivre ces premiers essais cliniques tentés en France dans le rhumatisme articulaire aigu des expériences entreprises dans une autre direction par le Dr Namias et communiquées à l'Académie royale de Venise (*Giornale veneto di scienze mediche*, june 1872). Nous en empruntons le récit à un article fort intéressant de M. Blachez, dans la *Gazette hebdomadaire* du 24 janvier 1873, p. 49.

« Le Dr Namias a particulièrement été frappé des effets de la propylamine sur la circulation et les caractères du pouls. Il a vu que ce médicament avait pour effet constant de diminuer le nombre des pulsations et parallèlement de déterminer un abaissement de la température. Ce n'est pas seulement la fréquence du pouls qui est diminuée ; mais la modification porte en même temps sur sa force et son volume, c'est-à-dire sur la tension artérielle. » Ces effets qui ont beaucoup d'analogie avec ceux de la digitale, sont beaucoup plus rapides qu'avec cette dernière substance.

Le Dr G. Namias porte la dose de la propylamine jusqu'à 2 gr., et il en fait usage dans les mêmes cas que ceux où l'on a coutume d'employer les préparations de digitale. Ayant remarqué que les convalescents de rhumatisme traités par la propylamine urinaient en abondance à la suite de cette médication, il en a fait usage contre des affections cardiaques ou vasculaires, avec hydropisie.

CHAPITRE II.

BSERVATIONS DE RHUMATISME ARTICULAIRE RECUEILLIES PAR NOUS DANS LE SERVICE DE M. LE PROFESSEUR BÉHIER ; — A L'HÔPITAL DES ENFANTS, ETC.

OBSERVATION I. — Première attaque de rhumatisme articulaire aigu. Guérison par la propylamine.

ette observation a trait à un jeune homme de 18 ans, ciseleur, atteint de rhumatisme articulaire le 18 février 1873, entré à l'Hôtel-Dieu dans le service de M. le professeur Béhier, le 26 du même mois.

La maladie débute par des douleurs dans les poignets et les coudes, et s'étend bientôt aux articulations tibio-tarsiennes et aux genoux ; il y a de la fièvre, de la soif, de l'inappétence, de la constipation et de l'insomnie.

Le 27. A l'entrée du malade à l'Hôtel-Dieu, on note que les articulations du côté gauche sont les plus douloureuses, et qu'en outre l'épaule de ce côté s'est prise, ainsi que les articulations métacarpophalangiennes, ui sont tuméfiées et rouges, douloureuses au simple toucher. Le cœur présente un léger souffle à la pointe au premier temps; le pouls du matin est à 86; température 38 degrès.

On prescrit 0,50 centigr. de propylamine.

Le 28. Même état des articulations; pouls à 92; temp. 38,1.

On prescrit 1 gr. de propylamine.

1er mars. Les articulations coxo-fémorale droite et métatarso-phalangienne du gros orteil se prennent; pouls 80; temp. 37,6; 1,700 grammes urine.

On prescrit 1 gr. de propylamine.

Le 2. Les articulations du membre thoracique gauche restent les plus douloureuses quoiqu'elles le soient moins que la veille, et la douleur des articulations du membre abdominal droit est très-diminuée; le malade a de l'appétit et se sent tranquille; pouls 78; temp. 37,6; urine 1,925 gr. — 1 gr. de propylamine.

Le 3. Le malade souffre moins; les mouvements ne provoquent que des douleurs modérées; pouls 70; temp. 37,2; urine 1,600. — 1 gr. de propylamine.

Le 4. Articulations du bras gauche libres, sans tuméfaction ni douleurs; articulations du bras droit modérément douloureuses; rien aux autres articulations. Le malade a de l'appétit et dort bien; il a beaucoup transpiré; pouls 66; temp. 37,4. — 1 gr. 50 de propylamine.

Le 5. Les articulations du coude et du poignet droit sont tuméfiées et fort douloureuses, et un peu les métacarpo-phalangiennes du même côté; pouls 60; température 37. — 1 gr. de propylamine.

Le 6. Le malade va beaucoup mieux; les articulations du coude et du poignet droit sont dégonflées et moins douloureuses; les autres articulations sont libres; pouls 68: temp. 37; urine 1,350, jaune orangé claire et légèrement acide. — 1 gr. de propylamine.

Le 7. L'amélioration continue; pouls 64; temp. 37. — 1 gr. de propylamine.

Le 8. Toutes les articulations sont libres et sans trace de douleur; pouls 66; temp. 36,8. — 1 gr. de propylamine.

Le 9. Le malade va très-bien; pouls 66; temp. 37,2. On réduit la dose de propylamine à 0 gr. 50 centigr.

Le 10. Le malade s'est promené la veille et ce matin. Pouls 68; temp. 37,2. On cesse la propylamine.

Jusqu'au 15, l'amélioration se maintient et le malade sort guéri, après l'application d'un vésicatoire sur la région précordiale contre les phénomènes d'endocardite.

Il s'agit ici d'un rhumatisme de moyenne intensité, où toutes les grandes articulations furent prises, mais où le pouls ne dépassa pas 92, et la température 38°,1; sans autre complication qu'une très-légère endocardite. La propylamine fut donnée pendant onze jours sans dépasser 1 gramme, excepté le septième jour où il fut donné 1 gr. 50. Dès le quatrième jour l'amélioration fut bien marquée et elle ne cessa d'augmenter jusqu'à la guérison complète obtenue le neuvième jour du traitement, et le dix-septième de la maladie. La fièvre diminua en même temps que les douleurs articulaires, le sommeil fut plus calme, les urines et même un instant la sueur augmentées; il y eut un prompt retour de l'appétit.

OBSERVATION II. — Rhumatisme articulaire aigu traité par la propylamine de Poulenc et Wittmann. Sueurs très-abondantes. Cessation des douleurs le vingt et unième jour de la maladie et le seizième du traitement propylamique.

Le sujet de cette observation est un homme de 29 ans, garçon de magasin, fils d'un père rhumatisant, atteint de rhumatisme articulaire aigu le 16 février et entré à l'Hôtel-Dieu dans le service de M. le professeur Béhier le 19.

Le 20. Le malade est couché immobile, la face rouge et contractée exprimant la souffrance, les deux articulations tibio-tarsiennes et celles du genou gauche tuméfiées, rouges et très-douloureuses, même au toucher, les articulations du coude et de l'épaule droite moins fortement prises. Au cœur le premier bruit est un peu enroué; température du matin 38; pouls 96. — Tisane de bourrache.

Le 21. Les articulations de l'épaule gauche et du genou droit sont prises ainsi que les deux tibio-tarsiennes; pouls 96; temp. 38; urine rouge, sédimenteuse, 1,100 gr.

Tisane de bourrache; 0 gr. 50 cent. de propylamine en potion.

Le 22. Les articulations des épaules et du membre abdominal droit sont moins douloureuses, tandis que celles du membre inférieur gauche le sont davantage; sommeil presque nul; pouls 92; temp. 37,8; urine 1,700 gr.; moins rouge et moins sédimenteuse; sueur abondante qui oblige le malade à changer trois fois de linge. — On prescrit 1 gr. de propylamine.

Le 23. Les articulations malades sont moins douloureuses; les coxo-fémorales, radio-carpiennes et cervicales se prennent, mais avec une intensité moindre que les autres avant le traitement; pouls 92; temp. 38,2; 1,100 gr. d'urine; sueurs beaucoup plus abondantes que la veille: le malade demande à manger, mais on ne croit pas devoir lui en donner à cause de l'élévation de la température. On prescrit 1 gr. 50 de propylamine.

Le 24. Même état des articulations que la veille; pouls 94; temp. 37,8; 1,100 gr. d'urine plus claire. — 1 gr. 50 de propylamine.

Le 25. Il n'y a plus que le genou droit et le poignet gauche qui soient douloureux; urine comme la veille; sueurs profuses; pouls 108; temp. 38,4. Le malade n'a pas pris la propylamine prescrite hier; on en prescrit aujourd'hui 1 gr. 50 avec 0,05 centigr. d'opium.

Le 26. Le malade s'est levé sans souffrir pour aller à la garde-robe commune; pouls 100; temp. 38; urine jaune orangé, acide, sans dépôt; sueurs extrêmement abondantes qui obligent le malade à changer six fois de linge.

Le 27. L'articulation du poignet gauche est seule douloureuse; pouls 110; temp. 38,5; 1,300 gr. d'urine, sueurs moins abondantes qu'hier. — 1 gr. 50 de propylam ine.

Le 28. Les articulations des épaules sont seules douloureuses; pouls 96; température 37,8; urine 1,075 gr. — 1 gr. 50 de propylamine.

1er mars. Articulations comme la veille; pouls 110; temp. 38,2; 1,300 gr. d'urine. — 1 gr. 50 de propylamine.

Le 2. Le genou droit est repris; pouls 100; temp. 38; 1,500 gr. d'urine. — 1 gr. 50 de propylamine.

Le 3. Les articulations radio-carpiennes et métacarpo-phalangiennes droites sont gonflées et douloureuses; peu de sommeil; pouls 110; temp. 38,2; 1,275 gram. d'urine. On donne, en outre de la potion de propylamine, 0,05 centigr. d'extrait d'opium.

Le 4. Apaisement des douleurs; pouls 106; temp. 38,2.

La religieuse se charge de donner elle-même 40 gouttes de propylamine dans la potion gommeuse.

Le 5. Le malade a dormi et se trouve engourdi à son réveil; les articulations du membre pelvien gauche sont douloureuses; pouls 92; temp. 37,4. — 2 gr. de propylamine.

Le 6. Il n'y a plus de douleurs que dans les articulations phalango-phalangiennes du petit doigt et de l'annulaire; pouls 86; temp. 37,2; 1,750 gr. d'urine. — 2 gr. de propylamine.

Le 7. Le malade a trouvé sa potion forte et en a éprouvé une sensation d'ardeur dans la gorge; douleurs à l'épaule gauche et au genou droit seulement; pouls 88; temp. 37,4; 1,600 gr. d'urine. — 1 gr. 50 de propylamine.

Le 8. Le malade se sent bien; pouls 86; temp. 36,4; 1,800 gr. d'urine.

Le malade demande des aliments et on lui accorde une portion. 1 gr. 50 de propylamine.

Le 9. Toutes les articulations sont libres et sans douleurs; pouls 80; temp. 37,2. L'appétit est vif. — 1 gr. de propylamine.

Le 10. Pas de douleur; pouls 80; temp. 37,2. — 1 gr. de propylamine.

Le 11. Même absence de douleur; pouls 74; temp. 37. Le malade dort bien, surtout depuis qu'il prend des aliments. — 1 gr. de propylamine.

Le 12. Pouls 80; temp. 37,2. — Propylamine 0,50 centigr.

Le 13. Le malade va bien; se lève et se promène; pouls 70; temp. 37; 1,000 gr. d'urine, il a des aigreurs et moins d'appétit, on a cessé la propylamine.

Le 14. Le malade est décidément convalescent; pouls 68; temp. 37,2.

Il présente par instant des douleurs passagères de certaines articulations; il sort le 25 pour aller au Vésinet à la maison de convalescence.

Au premier coup d'œil la marche de ce rhumatisme paraît ne pas avoir été influencée par la propylamine, et de fait elle le fut peu. Ce traitement propylamique a été commencé le sixième jour de la maladie, et les douleurs n'ont cessé qu'après vingt jours de l'emploi du remède.

Cependant il faut noter que le cinquième jour du traitement l'amélioration était très-apparente, que ce jour-là le malade omit de prendre la propylamine et que c'est à la suite de cela qu'il y eut une recrudescence des douleurs et de la fièvre.

Pendant les huit jours qui suivirent, les effets de la propylamine furent peu marqués, et c'est à cause de cela qu'on en porta la dose à 2 grammes. Le mieux se dessina alors très-nettement, et le quatrième jour de l'emploi de cette nouvelle dose, le seizième du traitement propylamique, les douleurs et la fièvre avaient entièrement disparu, et le malade prenait des aliments.

Du reste, les sueurs extrêmement abondantes que présenta ce malade, jointes à l'examen ultérieur d'un flacon de propylamine de même provenance, nous font penser que la solution propylamique s'était altérée et ne contenait plus guère que de l'ammoniaque.

OBSERVATION III. — Rhumatisme subaigu compliqué d'insuffisance mitrale, chez une phthisique. Inefficacité d'un traitement de neuf jours par le sulfate de quinine et les alcalins. Amélioration très-grande par un traitement de quatre jours avec le chlorhydrate liquide de propylamine. Recrudescence des douleurs et de la fièvre par l'abandon du remède et guérison par un traitement de six jours avec la propylamine. Accidents nerveux produits par celle-ci.

Le sujet de cette observation est une demoiselle de magasin, âgée de 23 ans, d'un tempérament lymphatique, n'ayant jamais été malade avant le 13 novembre 1872, où elle fut atteinte d'une pleurésie gauche pour laquelle elle resta trente-cinq jours à l'Hôtel-Dieu, et fut ensuite envoyée en convalescence au Vésinet.

C'est là que, le 23 janvier 1873, elle prit un rhumatisme articulaire pour lequel elle entra à l'Hôtel-Dieu dans le service de M. Béhier six jours après.

30 janvier. Elle présente l'état suivant : les articulations tibio-tarsiennes et métatarso-phalangiennes droites, ainsi que les deux dernnières métacarpo-phalangiennes du même côté, où le rhumatisme s'est fixé dès le début, sont tuméfiées, douloureuses au toucher, et les mouvements y sont impossibles; au cœur, il y a au premier temps un souffle à la pointe et un autre à la base, qui se prolonge dans les vaisseaux; du côté du poumon, on constate à gauche de la submatité et de l'obscurité, du murmure vésiculaire à la base; de la respiration rude et du retentissement de la voix au sommet; langue blanche, diarrhée; règles supprimées depuis le 2 décembre, en cours de pleurésie; pouls du matin, 108; température, 38°. On institue le traitement par le bicarbonate de soude et 50 centigr. de sulfate de quinine. Ces moyens sont continués sans résultat contre les douleurs, qui sont augmentées jusqu'au 7 février, où l'on en cesse l'emploi pour laisser reposer la malade jusqu'au 12 du même mois.

12 février. La malade souffre beaucoup, elle n'a pas dormi; pouls, 104; température, 37°; urine, 850 grammes.

On commence le traitement propylamique par une potion de 10 centigr. de chlorhydrate liquide de propylamine dans 125 grammes d'eau aromatisée à la menthe.

Le 13, la malade souffre moins, elle a dormi; pouls, 104; température, 37,2.

On prescrit 15 centigr. de chlorhydrate de propylamine.

Le 14, même état. Pouls 104; température, 37°. — 20 centigrammes de chlorhydrate de propylamine.

Le 15, la malade souffre beaucoup moins, elle a pu se mettre sur le dos, ce qui était très-pénible auparavant; les mouvements communiqués aux articulations malades ne sont pas douloureux. Pouls, 104; température, 37,2°; urine, 1,200; la malade tousse sans cracher, rien de nouveau du côté de la poitrine. On prescrit 0,30 centigr. de chlorhydrate de propylamine.

Le 16, la malade va bien; elle n'a pas souffert pendant la nuit, elle a dormi; le matin, les mouvements des articulations malades sont un peu douloureux. Pouls, 104; température, 37,2; urine, 1,850. — On prescrit 0,35 centigrammes de sel propylamine.

Le 17, la potion prescrite hier n'a pas été prise. Le soir, les douleurs ont augmenté. Pouls, 104; température, 38,2; urine, 1,300. — On prescrit 0,40 centigr. de chlorhydrate de propylamine.

Le 18, la malade n'a pas pris sa potion; elle se plaint de souffrir beaucoup, les articulations sont redevenues douloureuses au toucher, et les doigts malades sont immobiles dans la flexion. — Pouls, 116; température, 38,5°; urine, 800.

Il n'y a plus de chlorhydrate de propylamine; on prescrit une potion de 0,50 centigr. de propylamine.

Le 19, les douleurs sont moins fortes, les doigts ont pu être redresssés et mis sur attelle. — Pouls, 110; température, 38°. — On prescrit 1 gr. de propylamine.

Le 20, la malade n'a pu prendre que la moitié de sa potion, à cause de la répugnance qu'elle lui cause. — Pouls, 106; température, 38,4°; urine, 1,500. — On prescrit 1 gr. de propylamine en potion aromatisée avec une goutte d'essence de menthe.

Le 21, la malade n'a encore pris que la moitié de sa potion; cependant les douleurs sont moins vives. — Pouls, 112; température, 37,8°. — Potion, 1 gr. de propylamine.

Le 22, la religieuse a fait prendre à la malade la potion prescrite; les douleurs de la main ont disparu, celles du pied persistent. — Pouls, 110; température, 37,8°; urine, 1,550. — Potion avec 1 gr. de propylamine.

Le 23, même état. 2 gr. de propylamine.

Le 24, la malade a été incommodée par sa potion; elle a éprouvé des maux de cœur, des douleurs des tempes, des tremblements et des étouffements qui l'ont obligée à passer la soirée assise. Les douleurs ont entièrement disparu, aussi bien au pied qu'à la main; et il ne reste qu'une grande faiblesse. — Pouls, 112; température, 38°; urine, 1,750. — Pas de propylamine.

Le 25, l'amélioration du rhumatisme persiste. On prescrit 1 gr. 50 centigr. de propylamine.

Le 26, la malade a refusé de prendre sa potion, parce qu'elle ne souffre plus. — Pouls, 100; température, 37,8°; urine, 1,700. — 1 gr. 50 centigr. de propylamine.

Le 27, la malade a encore éprouvé, après avoir pris sa potion, des douleurs dans les tempes, avec larmoiement et des étouffements. Toujours pas de douleurs articulaires. — Pouls, 104; température, 38,2°; urine, 1,525. — 1 gramme de propylamine.

Le 28, la malade a toussé toute la nuit et a peu dormi; l'auscultation révèle au sommet du poumon de gros râles humides, du gargouillement et le souffle amphorique. Les douleurs articulaires n'ont pas reparu. — Pouls, 104; température, 37,6, cessation de la propylamine.

1er mars. Même état, avec pouls à 120, et température à 38,2°.

Le 2, même état. L'affection pulmonaire continue à marcher; il n'y a pas de retour des douleurs articulaires.

Cette observation renferme une double expérience clinique; l'une faite avec le chlorhydrate liquide de propylamine, l'autre avec la propylamine.

La première expérience est faite avec le chlorhydrate de propylamine, qui est donné quatre jours de suite aux doses de 10, 15, 20 et 30 centig., dans une potion aromatisée à la menthe. Ici le terrain de l'expérimentation avait été pour ainsi dire préparé pour permettre de juger plus sûrement l'action du remède. En effet, le rhumatisme, limité aux articulations du pied droit et de la main du même côté, était au vingtième jour lorsque le traitement par le sel propylamique fut commencé. Or, les douleurs et le gonflement ainsi que la fièvre n'avaient pas cessé de persister à un égal degré et même d'augmenter pendant les sept jours qui précédèrent l'entrée de la malade à l'Hôtel-Dieu, pendant les neuf jours qui suivirent où elle était soumise au traitement par le bicarbonate de soude et le sulfate de quinine, et enfin pendant les quatre jours de repos et d'expectation qui précédèrent l'administration du chlorhydrate de propylamine.

Or, dès le deuxième jour du traitement par le sel propylamique, la malade éprouve un grand soulagement, et le quatrième jour les douleurs de la main ont disparu, le pouls est tombé à 104; la température à 37,2, et les urines sont montées à 1850 grammes. Après les 20 jours de persistance ou d'augmentation du rhumatisme et l'inefficacité du traitement par la quinine et les alcalins, il nous paraît difficile de ne pas attribuer au sel propylamiqne la grande amélioration qui s'est produite pendant les quatre jours qu'a duré son administration. Nous en trouvons la preuve dans une contre-expérience que la malade elle-même offre à notre observation en refusant de prendre le chlorhydrate de propylamine les cinquième et sixième jours de ce traitement. En effet, depuis ces deux jours de suspension du remède, les douleurs ont reparu à la main et repris au pied leur intensité première; le pouls est remonté de 104 à 116, la température de 37,2 à 38,05 et les urines sont tombées de 1850 grammes à 800.

C'est alors que commence la deuxième expérimentation, celle de la propylamine, et cela le vingt-septième jour de la maladie et le septième après le début du premier traitement propylamique. Une première dose de 50 centigrammes de propylamine suffit pour diminuer les douleurs et ramener le pouls à 110 et la température à 38 degrés. Les deux jours suivants les progrès sont moins marqués parce que la malade ne consent à prendre que la moitié de la potion faite avec un gramme de propylamine; mais le quatrième jour de ce nouveau traitement, la religieuse du service se charge de donner elle-même à la malade sa potion de un gramme, et dès le lendemain, les douleurs de la main ont disparu, la température est à 37,8, et les urines à 1550.

Le cinquième jour, même état avec 1 gramme.

Le sixième jour, il est donné 2 grammes de propylamine et les douleurs du pied disparaissent comme celles de la main pour ne plus revenir; mais cette dose élevée fait apparaître des phénomènes d'intolérance nerveuse qui ont de l'analogie avec la surexcitabilité bulbo-spinale que présentent les animaux mis en expérience avec la propylamine. Ainsi cette malade éprouve des tremblements, des douleurs des tempes dues à la contraction des muscles temporaux, des étouffements par spasmes des muscles respirateurs et probablement du cœur, etc. A la suite de cela, la malade refuse la propylamine, parce qu'elle n'a plus de douleurs articulaires. On la décide deux jours plus tard à reprendre une potion avec 1 gramme 50 de propylamine et elle éprouve encore les mêmes accidents nerveux. A la suite de cela il n'est plus question du rhumatisme et la phthisie marche rapidement.

En résumé, ce rhumatisme articulaire subaigu et *fixe* fut très-amendé par un premier traitement de quatre jours avec le chlorhydrate de propylamine liquide, et revenu à sa première intensité par la suspension du remède, il guérit définitivement par un second traitement de six jours avec la propylamine. Dans les deux traitements l'amélioration était sensible dès le deuxième our de l'administration du médicament.

OBSERVATION IV. — **Rhumatisme noueux subaigu traité par la propylamine et son chlorhydrate. Guérison des douleurs articulaires en six jours. Apparition de la diarrhée.**

Cette observation a trait à une femme de 52 ans, d'une forte constitution, couturière, mariée à un batelier qu'elle accompagna sur son bateau jusqu'à l'âge de 38 ans; réglée entre 10 et 45 ans, malade pour la première fois à 46 ans d'un rhumatisme des articulations tibio-tarsiennes qui la retint au lit.

Le 15 décembre 1872, elle est prise d'une douleur de l'articulation tibio-tarsienne gauche qui, le 16, envahit la même articulation du côté droit, et le 17 les articulations radio-carpiennes et métatarso-phalangiennes droites. Elle reste malade jusqu'au 10 février, où les douleurs ne lui paraissent plus assez fortes pour l'empêcher de reprendre son travail. Mais le 13 février, elle est reprise d'une douleur assez vive dans le poignet droit qui s'étend, le 14, au coude du même côté, et le 15 elle entre à l'Hôtel-Dieu, dans le service de M. le professeur Béhier.

Le 16. Les articulations envahies sont celles du coude et du poignet droit, la métacarpo-phalangienne de l'index droit et la phalangienne du médius du même côté, la métatarso-phalangienne du gros orteil droit et la tibio-tarsienne gauche. Aux membres supérieurs, ces articulations sont fortement gonflées et œdémateuses, rouges, très-douloureuses à la pression et au mouvement. Au cœur, le bruit du premier temps, à la pointe, est doux et prolongé; rien à la base ni dans les vaisseaux du cou; température du matin 37,4; pouls 80. — Tisane sucrée.

Le 17. Les articulations des phalanges sont encore plus gonflées; pouls 94; température 37,2. — Vésicatoire sur le coude droit.

Le 18. Même état; le coude est moins douloureux; pouls 94; temp. 36,8.

Le 19. Le coude est mobile; pouls 96; temp. 36,8. On prescrit 10 cent. de chlorhydrate de propylamine en potion.

Le 20. La malade se trouve mieux, elle a faim; les douleurs sont moins fortes et la main est dégonflée; pouls 94; temp. 36,4. — 20 cent. de chlorhydrate de propylamine.

Le 21. Les douleurs sont encore diminuées; pouls 86; temp. 36,2. On remplace le chlorhydrate par la propylamine dont on prescrit 50 centigr.

Le 22. Le mieux s'accentue davantage; pouls 84; temp. 36. — 1 gr. de propylamine.

Le 23. Même état. — 1 gr. 50 de propylamine.

Le 24. La malade a eu des coliques toute la nuit; les douleurs se réveillent à la pression des articulations, dont les mouvements sont restreints; pouls 80; température 36,4. — 1 gr de propylamine.

Le 25. Les douleurs ont complètement disparu, seulement les mouvements des doigts atteints sont limités par la déformation des extremités osseuses; il y a de la diarrhée; pouls 80; temp. 36,5. — 1 gr. de propylamine.

Le 26. Même état; pouls 72; temp. 36,4. On badigeonne les articulations malades des doigts avec la teinture d'iode. — 1 gr. de propylamine.

Le 27. Les douleurs n'ont pas reparu depuis le 25; pouls 84; temp. 36. — 1 gr. de propylamine.

Le 28. Il y a des coliques et de la diarrhée; pouls 90; temp. 37,6. On cesse la propylamine.

2 mars. La diarrhée a cessé; les douleurs articulaires n'ont pas reparu, et la malade quitte l'Hôtel-Dieu, où elle n'est restée que quinze jours.

Dans cette observation, où le traitement fut commencé par le chlorhydrate de propylamine (les deux premiers jours) et continué par la propylamine libre, on voit tous les symptômes s'amender dès le deuxième jour, où les douleurs ont diminué, le pouls et la température se sont abaissés. L'amélioration s'accentue par les mêmes phénomènes les jours suivants, et les douleurs ont entièrement disparu le sixième jour; il ne reste que les nodosités articulaires.

La diarrhée qui s'est déclarée avec une certaine intensité nous paraît devoir être rapportée à la propylamine, car cet accident s'est montré à la suite de l'élévation de la dose du médicament de 1 gr. à 1 gr. 50.

OBSERVATION V. — Rhumatisme articulaire aigu, compliqué de vaginite et d'ulcérations du sacrum. Cessation des douleurs à deux reprises par un traitement de huit jours au moyen du chlorhydrate de propylamine. Guérison par le sulfate de quinine.

Cette observation est relative à une femme de 38 ans, ménagère, d'un tempérament lymphatique, d'une constitution faible, maigre et chétive.

Le 10 février 1873, elle éprouve de la démangeaison aux parties génitales et s'aperçoit d'un écoulement vaginal. Elle est soignée par des injections et des remèdes internes.

Le 13. Elle se sent mieux et va laver son linge; mais le soir elle est prise d'un frisson intense suivi de chaleur et de sueur.

Le 15. Elle ressent des douleurs articulaires dans les genoux, l'épaule gauche, le coude droit et les doigts des deux mains.

Le 22. Elle entre à l'Hôtel-Dieu dans le service de M. le professeur Béhier.

Le 23. Les articulations ci-dessus désignées ainsi que les métacarpiennes et la tibio-tarsienne droite sont tuméfiées et douloureuses; au cœur il existe un souffle au premier temps et à la base se prolongeant dans les vaisseaux du cou ; pouls du matin 94; temp. 38; insomnie, soif, inappétence et constipation On prescrit de la tisane et une potion calmante.

Le 24 Le genou et l'épaule gauches sont moins douloureux; le coude gauche et l'épaule droite sont pris; pouls 98; temp. 38,2; urine 500, rouge et donnant un sédiment abondant; il y a eu un peu de sommeil agité. On prescrit 5 cent. d'opium et une potion avec 10 cent. de chlorhydrate de triméthylamine.

Le 25. La main droite est dégagée, les épaules sont moins douloureuses, mais les articulations tibio-tarsiennes et celles des genoux sont très-douloureuses. Pouls 104; temp. 38,8; urine 625. — 20 centigr. de chlorhydrate de trimétylamine.

Le 26. Les épaules sont très-douloureuses, les autres jointures le sont moins; pouls 104; temp. 39,2; urine 1,400 ; il s'est formé sur le sacrum une ulcération qui a été précédée d'une vésicule. — 30 cent. de chlorhydrate de triméthylamine; lotions des parties génitales avec le vin aromatique; lavement huileux.

Le. 27. Articulations toujours aussi douloureuses; pas de sommeil; pouls 100; temp. 38,8; urine 1,425. — 40 cent. de chlorhydrate de triméthylamine.

Le 28. Même état de souffrance et d'agitation; certaines jointures sont un peu moins douloureuses comme à la main droite, et d'autres le sont davantage; les métatarso-phalangiennes sont prises à leur tour; pouls 86; température 38,8; urine 1,900; il s'est fait une éruption vésiculeuse. — 50 cent. de chlorhydrate de triméthylamine.

1er mars. Même état des articulations ; pouls 90 ; temp. 38,2; urine 1,300. — 50 cent. de chlorhydrate de triméthylamine.

Le 2. Articulations métatarso-phalangienne droite, des genoux et des épaules un peu moins douloureuses; pouls 84; temp. 38,5; urine 1,500; éruption miliaire à vésicules grosses et transparentes sur la poitrine et le dos; sommeil toujours agité. — 0,60 cent. de chlorhydrate de triméthylamine.

Le 3. Articulations moins douloureuses qu'hier; pouls 80; température 37,8; urine 1,625. — 75 cent. de chlorhydrate de triméthylamine.

Le 4. La malade n'a pas dormi ; la douleur est redevenue très-vive dans l'articulation radio-carpienne droite; pouls 100; temp. 38,2. Il n'y a plus de chlorhydrate de propylamine.

Le 5. La malade n'accuse plus de douleurs dans aucune articulation; elle demande à manger et on lui accorde une portion; pouls 98; temp. 38,4; urine 875.

Le 6. La jointure du poignet gauche est reprise; elle est gonflée et très-douloureuse; pouls 98; temp. 39,2; urine 1,625.

Le 7. Les deux poignets sont douloureux; pouls 94; temp. 38,4; urine 1,600. — 50 cent. de chlorhydrate de triméthylamine.

Le 8. Le poignet gauche est plus douloureux, le coude gauche et les deux épaules sont un peu douloureux; pouls 86; temp. 37,8. — 0,60 centigr. de chlorhydrate de triméthylamine.

Le 9. Même état des articulations; la malade n'a pas dormi; pouls 80; temp. 37,4.

Le 10. Le poignet gauche est dégonflé et les douleurs y ont cessé ainsi que dans le coude et l'épaule du même côté; il en est de même dans les articulations du bras droit, excepté à l'épaule qui reste un peu douloureuse; pouls 76; temp. 37.2; ulcération du sacrum très-douloureuse. — 75 centigr. de chlorhydrate de triméthylamine.

Le 11. Toutes les articulations sont libres, excepté les trois dernières métacarpo-phalangiennes droites; pouls 76; temp. 37,2. — 75 cent. de chlorhydrate de propylamine.

Le 12. Les articulations restent libres, mais il y a une douleur au grand trochanter droit, contre laquelle on fait une injection sous-cutanée de 1 centimètre cube de solution de chlorhydrate de morphine. Pouls 80; temp. 37,2. — 75 centigr. de chlorhydrate de trlméthylamine.

Le 13. Articulations libres, douleurs du grand trochanter; pouls 86; temp. 37,2; toux pendant la nuit; persistance de l'ulcération du sacrum et de l'écoulement vaginal; la malade a mangé une portion avec appétit et elle a dormi. — 75 cent. de chlorhydrate de triméthylamine.

Le 14. Les douleurs du grand trochanter ont été très-fortes et elles ont nécessité hier et ce matin trois injections sous-cutanées de morphine qui les ont calmées ; pouls 86; temp. 37,1; cessation du chlorhydrate de triméthylamine.

Le 15. La malade n'est incommodée que par la constipation; temp. 37,1.

Le 16. Réapparition des douleurs et du gonflement dans les articulations du pouce gauche; pouls 88; temp. 37. La toux persiste et la respiration est rude aux deux sommets.

Le 17. Les articulations du pouce sont dégagées et la malade a dormi; pouls 80; temp. 37,2.

Le 18. Réapparition de douleurs dans le poignet, et le coude droit et dans les deux épaules; pouls 92; temp. 37,4; du côté droit de la poitrine respiration rude et expiration prolongée au sommet; beaucoup de râle muqueux à la base.

Le 19. Mêmes douleurs des articulations du bras droit; pouls 80: temp. 37,2. — 75 cent. de sulfate de quinine en deux doses.

Le 20. Il n'y a plus de douleurs; pouls 80; temp. 37. — 75 cent. de sulfate de quinine en deux prises.

Le 21. Pas de douleurs; pouls 76, temp. 37,2. — 75 cent. de sulfate de quinine en deux prises.

Les 22, 23 et 24. Même absence de douleurs; même dose de sulfate de quinine. La malade se lève le 24 sans souffrir et elle quitte l'Hôtel-Dieu le 25 après y avoir fait un séjour d'un mois.

Si cette observation ne peut-être citée comme un succès du chlorhydrate de propylamine, elle est loin de prouver l'inertie de ce médicament. En effet, dix jours après le début du rhumatisme, on donne le chlorhydrate aux doses de 10, 20, 30, 40, 50, 75 centig. et le cinquième jour on constate une diminution notable des douleurs, qui avaient totalement disparu le neuvième jour de ce traitement, le lendemain de la cessation du chlorhydrate dont on manquait. Pendant ce traitement propylamique de huit jours, le pouls s'est ralenti et les urines ont augmenté, mais la température n'a pas été visiblement influencée.

Le deuxième jour après la cessation du sel propylamique, les douleurs articulaires reparaissent et le quatrième jour on recommence de nouveau le traitement par 50 centig. de chlorhydrate de propylamine. Ce nouveau traitement propylamique dure sept jours. Dès le quatrième jour, toutes les articulations étaient libres, excepté les métacarpo-phalangiennes droites qui se dégagèrent les jours suivants, mais il était survenu une douleur vive au grand trochanter droit que l'on ne put faire disparaître qu'en donnant des injections hypodermiques de chlorhydrate de morphine au point douloureux, pendant les trois derniers jours de l'administration du sel propylamique.

Deux jours après la cessation de ce traitement, les douleurs reparaissent pendant une nuit dans le pouce gauche, assez vives pour troubler le sommeil de la malade, et le pouls remonte ainsi que la température.

Deux jours plus tard encore, les douleurs reparaissent dans les jointures du bras droit, et comme elles persistent le lendemain, on prescrit 75 centigr. de sulfate de quinine en deux prises. Cette première dose fait cesser les douleurs, mais on n'en continue pas moins le sel de quinine pendant six jours jusqu'à la sortie de la malade qui n'a en somme séjourné qu'un mois à l'hôpital.

En résumé, un premier traitement de huit jours par le chlorhydrate de propylamine avait aboli les douleurs articulaires, qui reparaissent deux jours après la cessation du médicament. Un deuxième traitement de sept jours fait encore disparaître les douleurs qui réapparaissent quatre jours après la suspension du traitement propylamique pour céder définitivement au sulfate de quinine. Sur ce dernier point, il est une objection que nous ne nous dissimulons pas, c'êst que la malade étant sortie de l'hôpital immédiatement après le traitement par le sulfate de quinine, nous ignorons s'il ne sera pas survenu de récidive, comme à la suite des deux phases de traitement par le chlorhydrate de propylamine.

OBSERVATION VI. — Rhumatisme articulaire aigu datant de huit jours chez un enfant de 14 ans. Traitement par la propylamine. Disparition rapide des douleurs et de la fièvre. Cessation du traitement, rechute et évolution d'une nouvelle poussée rhumatismale qui, malgré l'emploi de la propylamine, dure huit jours.

Le sujet de cette observation est un jeune garçon de 14 ans, un peu lymphatique, assez fort et habituellemont bien portant.

Le 4 février, il est pris sans cause de douleurs dans les articulations des genoux et des cous-de-pieds avec une fièvre assez vive.

Le 12. Il entre à l'hôpital des enfants, dans le service de M. Roger. Il présente une fièvre intense, 116 pulsations, 40° de température; il est condamné à l'immobilité par les douleurs siégeant surtout aux deux genoux, aux cous-de-pieds, aux poignets et aux articulations métacarpo-phalangiennes; ces jointures sont le siége d'une rougeur et d'une tuméfaction notables; l'un des genoux renferme un peu de liquide; aucune complication; langue blanche, gorge un peu rouge, pas d'appétit, légère diarrhée; premier bruit du cœur un peu prolongé, seulement à la base.

Le 13. Même état des articulations; pouls 100 et temp. du matin 39,5. — On prescrit 0,50 cent. de propylamine. Temp. du soir 40; pouls 108; sueurs profuses; légère conjonctivite; bruit systolique de la base un peu prolongé, léger frémissement sous le doigt et faible souffle discontinu dans les vaisseaux du cou.

Le 14. Pouls du matin 100; temp. 39; douleurs moins fortes aux membres supérieurs. — 75 cent. de propylamine. Pouls du soir 108 et temp. 40,3.

Douleurs diminuées aux membres inférieurs.

Le 15. Pouls du matin 100; temp. 39,1; nuit mauvaise et agitée; pas de changement dans les jointures; quelques douleurs dans la nuque. — 1 gr. de propylamine. Pouls du soir 100 et temp. 39,7.

Le 16. Pouls du matin 80; temp. 38,4; amélioration considérable; les jointures sont mobiles sans douleur, il ne persiste de douleur et de gonflement qu'aux articulations phalangiennes; un peu de diarrhée, moindre qu'hier. Pouls du soir 92; temp, 39,4; l'enfant a joué toute l'après-midi assis sur son lit.

Le 17. Pouls du matin 80; température 37°,1; un peu de gonflement persiste encore sans douleurs aux articulations métacarpo-phalangiennes; pouls du soir 80 et température 38°,3.

Le 18. Pouls du matin 64 et température 37°,2; l'enfant a mangé avec appétit et demande à se lever. Pouls du soir 76; température 37°,6; la dose de propylamine est réduite à 0,75 centig.

Du 19 au 22. La température et le pouls restent aux chiffres normaux; les douleurs ne se font plus sentir; l'appétit est excellent. Par précaution on défend au petit malade de se lever.

La propylamine est supprimee le 20 après sept jours d'emploi.

Le 23. Pouls du matin 84 et température 37°,4; dans a nuit faible douleur a la main gauche. Pouls du soir 100; température 37°,8.

Le 24. Pouls du matin 108 et temperature 37°,8; la douleur a disparu à la main gauche mais il y a un peu d'endolorissemen à la main droit.

On rend la propylamine à la dose de 0,75.

Pouls du soir 128 et température 38°,8; douleurs de l'épaule gauche; le cœur ausculté chaque jour, est sain.

Le 25. Pouls du matin 104 et température 38°; douleurs du poignet et de l'épaule gauche; dans l'après-midi, il y a un mieux considérable; l'enfant mange avec appétit et joue sur son lit; température du soir 38°,5 et pouls 116; 1 gramme de propylamine.

Le 27. Pouls du matin 98 et température 36°,6; douleurs du poignet droit. Pouls du soir 120 et température 39°,2.

Le 28. Pouls du matin 104 et température 37°,8, pouls du soir 112 et température 39°,7.

1er mars. Pouls du matin 112 et température 37°,5; 1 gramme de propylamine. Pouls du soir 112 et température 39°; retour des douleurs dans les épaules et le poignet droit.

Le 2. Pouls du matin 108 et température 37°,7; mieux sensible; le poignet gauche est cependant un peu douloureux depuis le matin.

Le 3. Pouls du matin 100 et température 37°,6; les douleurs ont disparu; l'enfant a retrouvé sa gaieté et son appétit. Pouls du soir 120; température 38°,2.

Depuis ce moment les douleurs ne se font plus sentir; la température ne dépasse plus 33°,7; le pouls reste cependant un peu fréquent 100, 112. Il n'existe aucune complication. La propylamine donnée encore le 3, à la dose de 1 gr. 25, est réduite à 1 gramme le 4 et supprimée le 6.

L'enfant sort guéri.

OBSERVATION VII. — Rhumatisme articulaire subaigu compliqué d'affection organique du cœur et de pleurésie. Traitement par la propylamine. Cessation des douleurs en dix jours.

Le sujet de cette observation, est un jeune homme de 19 ans, chemisier, d'un tempérament lymphatique, qui a présenté cinq attaques de rhumatisme, toutes traitées par le sulfate de quinine aux doses de 1 gr. à 1 gr. 50.

Première attaque en 1867, qui le retient deux mois au lit et à laquelle il fait remonter sa maladie du cœur. Deuxième attaque en février 1868, qui ne le retint qu'un mois au lit. Troisième attaque en décembre 1868, qui le retient quatre mois au lit. Quatrième attaque en 1870, qui le retient deux mois à l'hôpital. Enfin, cinquième attaque en novembre 1872, traitée à Lariboisière, par M. Oulmont, également avec le sulfate de quinine.

Le 2 janvier le malade est envoyé en convalescence à Vincennes, où il prend de la digitaline pour ses battements de cœur. Il en sort au bout de trois semaines et quelques jours après ils se sent pris de douleurs et d'étouffement qui le décident à entrer à l'Hôtel-Dieu dans le service de M. Moissenet, le 31 décembre 1873.

Le 1er février, le malade présente l'état suivant : battements du cœur, forts, réguliers, plus nombreux qu'à l'état normal ; augmentation très-notable de la matité précordiale qui remonte jusqu'au deuxième espace intercostale gauche et descend à deux travers de doigts en dessous et en dehors du mamelon, où l'on voit battre la pointe du cœur. A l'auscultation, souffle léger au second temps et à la base, les deux bruits étant soufflés à la pointe ; plus celui du premier temps, frottement plus marqué au moment où le cœur abandonne la paroi thoracique, c'est-à-dire au commencement du second temps ; pas de voussure à la région cardiaque, pression douloureuse à ce niveau ; (ces signes révèlent l'hypertrophie du cœur, l'insuffisance aortique, l'insuffisance et le rétrécissement mistral, et des traces de péricardite.) rien au poumon droit ; au poumon gauche : vibrations normales, pas de matité et respiration puérile au sommet ; à la base, vibrations altérées, matité, obscurité du murmure vésiculaire, souffle doux et frottement pleural, le tout avec dyspnée (révélant une pleurésie du côté gauche) ; douleurs avec un peu de gonflement et de rougeur des articulations du poignet droit et des articulations tibio-tarsiennes, du genou et de la hanche gauches ; pouls du matin 108 ; température 37°,9 ; langue blanche, appétit diminué, digestion normale. On prescrit 50 centig. de propylamine.

Le 2. Articulation du coude gauche prise ; pouls 96 ; température 37°,8 ; 1 gr. de propylamine.

Le 3. Même état des articulations ; pouls 104 ; température 37°,6 ; — 1 gr. 50 de propylamine.

Le 4. Persistance des douleurs qui se font ressentir aussi au cou, surtout du côté gauche, respiration fréquente et difficile, douleurs des nerfs phréniques à la pression ; pouls 104 ; température 37°,4 ; — 1 gr. 50 de propylamine.

Le 5. Douleurs du bras gauche diminuées ; dyspnée plus intense et douleurs du côté gauche du cou augmentées, respiration diaphragmatique suspendue et ventre se creusant dans l'inspiration, à la base du poumon gauche en arrière, frottement assez prononcé et obscurité du murmure vésiculaire (pleurésie diaphragmatique) ; pouls 108 ; température 37°,8 ; — sinapisme sur le côté gauche du thorax ; potion avec 1 gr. 50 de propylamine ; 25 grammes de sirop de morphine, 7 grammes d'eau de laurier cerise, et 60 grammes d'eau, à prendre par cuillerées toutes les deux heures.

Le 6. La respiration moins difficile qu'hier, toujours pectorale ; les articulations métacarpo-phalangiennes, tibio-tarsiennes et des deux genoux sont douloureuses ; pouls 108 ; température 37°,8 ; même potion, sans propylamine, qui fait défaut.

Le 7. Pouls 104 ; température 38°,8 ; on donne 1 gramme de propylamine de

Billault, sans sirop de morphine ; chose assez curieuse, à midi les douleursavaient disparu après la prise de la potion.

Le 8. Articulation métatarso-phalangienne du gros orteil droit seule douloureuse ; pouls 92 ; température 37°4 ; — 1 gr. 50 de propylamine.

Le 9. Dyspnée considérable pendant la nuit, râles sous-crépitants à la base des deux poumons sans matité bien appréciable ; pouls 92 ; température 37°,5 ; — 2 grammes de propylamine.

Le 10. Oppression très-grande pendant la nuit nécessitant des ventouses sur le côté gauche de la poitrine. Le matin pas de douleurs, mais seulement de l'engourdissement des articulations ; pouls 88 ; température 37°,4 ; — vésicatoire sur le côté gauche ; 2 grammes de propylamine.

Le 11. Respiration améliorée ; douleurs dans les deux genoux n'empêchant pas le malade de se rendre d'un lit dans un autre ; pouls 88 ; température 37°,4 ; — 1 gr. 50 de propylamine.

Le 12. Engourdissement des articulations sans douleurs ; pouls 88 ; temp. 37° ; — 1 gramme de propylamine.

Le 13. Pas de douleurs ; oppression le soir ; pouls 82 ; température 37° ; — 1 gr. de propylamine.

Le 14. L'amélioration continue ; pouls 76 ; température 36°,8 ; 50 centig. de propylamine.

Le 15. Les douleurs ne reparaissent pas ; même oppression qu'hier ; frottement à la base du poumon gauche, bruits anormaux du cœur très-marqués ; pouls 72 ; température 36°,8 ; — 50 centig, de propylamine.

Le 16. Articulations encore engourdies ; oppression ; pouls 84 ; température 36°,8 ; — vésicatoire sur le côté gauche du thorax ; — 50 centig. de propylamine.

Le 17. Pouls 84 ; température 36°,8 ; — cessation de la propylamine.

Le 18. Rien dans les articulations ; oppression moindre ; pouls 70 ; temp. 36°,4 ; — le malade a bien dormi, bien mangé.

Les 19, 20 et 21. Même état, le malade respire bien ; il reste dans le service pour l'affection du cœur jusqu'au 13 mars et est ensuite envoyé en convalescence à Vincennes.

TROISIÈME PARTIE

Expériences physiologiques sur les animaux avec la propylamine.

Ces expériences ont été faites sur des grenouilles, des oiseaux et des mammifères au moyen de propylamine de deux provenances principales : l'une nous a été fournie par MM. Billault et Billaudot, l'autre par MM. Poulenc et Wittmann.

Elles ont eu pour objet de déterminer l'action de la propylamine sur les divers éléments anatomiques et sur les appareils organiques pour servir à l'interprétation et à la discussion des résultats thérapeutiques attribués à cette substance.

CHAPITRE Ier.

EXPÉRIENCES SUR LES GRENOUILLES.

Nous les avons commencées avec de la propylamine de MM. Billault et Billaudot qui nous a donné des résultats incontestables ; puis nous les avons continuées avec la propylamine de MM. Poulenc et Wittmann qui nous a fourni des résultats plus accentués encore. Nous décrirons séparément les uns et les autres, parce que ce n'est pas une des moindres questions de l'étude de la propylamine que de faire ressortir à quel point les phénomènes peuvent varier suivant la propylamine employée.

Les voies d'introduction de la substance ont été l'estomac, l'injection dans le tissu cellulaire sous-cutané et les inhalations respiratoires.

ARTICLE Ier. — EFFETS LOCAUX DE LA PROPYLAMINE.

§ 1. *Action sur les nerfs.*

Leur activité est immédiatement accrue, comme le prouve l'agitation de la grenouille au moment où on insère la propylamine dans une plaie; mais bientôt les nerfs sont parésiés et perdent totalement leur excitabilité. C'est d'abord le nerf sensitif qui est paralysé et ensuite le nerf moteur.

Ainsi lorsqu'on insère à plusieurs reprises la propylamine dans une plaie, l'animal qui avait donné des signes de vive douleur à la première insertion, ne sent pas les suivantes. La petite plaie est alors insensible au pincement et à l'électricité. Pareillement l'instillation de la propylamine dans l'œil détermine un fort resserrement des paupières et de vigoureux mouvements défensifs à la première instillation, beaucoup moins à la seconde et pas du tout aux subséquentes.

Les expériences suivantes montrent la perte d'excitabilité des nerfs, le temps qu'elle met à se produire et l'ordre de succession des phénomènes, ainsi que l'altération histologique de ces éléments.

1re *expérience* (propylamine Billault), 31 janvier 1873. — Sur une grenouille verte, on isole le nerf sciatique droit et on le touche avec une goutte de propylamine : l'animal attaché, crie et se tord; les doigts de la patte opérée exécutent de rapides mouvements, et les membranes interdigitales se tordent. Après trois minutes, une seconde goutte est placée sur le nerf : peu d'agitation; il suinte du sang liquide au bas de la plaie, où la propylamine s'est répandue sur les muscles.

Après sept minutes, on met une troisième goutte sur le nerf : pas d'agitation ni aucun signe de douleur; pas de mouvements dans les doigts de cette patte, qui reste rapprochée.

Vingt minutes après le début de l'expérience, le nerf touché par la propylamine a presque totalement perdu sa sensibilité, car on n'obtient de réaction qu'à la cinquième brûlure des tubercules de cette patte, tandis que la motricité du nerf est beaucoup moins atteinte. En effet, l'application électrique de la pince de Gaiffe sur le tronçon de nerfs propylaminés fait contracter la patte correspondante, et si on place la pince électrique au-dessus de la portion de nerfs touchés, on a des contractions dans cette patte et dans tout le corps, avec cris de l'animal.

Deux jours après, la grenouille étant très-bien portante, on constate les mêmes phénomènes, car il n'y a de réaction qu'à la brûlure réitérée de la patte opérée, tandis que la motricité du nerf est conservée au moins en partie.

Dans l'expérience suivante une application plus prolongée du médicament détruit l'excitabilité motrice du nerf.

2e *expérience* du 1er février 1873. — Sur une forte grenouille verte, on isole le nerf sciatique droit, et en trente-deux minutes, on y place 4 gouttes de propylamine.

Une heure dix minutes après le début de l'expérience, on constate : 1° que la pince électrique appliquée sur le tronçon des nerfs propylaminés ne donne de contractions ni dans la patte correspondante, ni ailleurs;

2o La pince électrique placée sur le nerf au-dessous du point touché ne donne de contractions que dans cette patte;

3° La pince électrique placée au-dessus de la portion de nerfs empoisonnés ne donne pas de contractions dans la patte correspondante, mais en provoque dans l'autre patte et dans tout le corps. Donc, le nerf propylaminé a perdu à la fois sa motricité et sa sensibilité, ce que confirme l'absence de réaction à la brûlure et au pincement de la patte opérée.

Notons, en passant, que la petite portion de propylamine absorbée dans la plaie de la cuisse a constamment produit chez ces deux grenouilles et celles qui ont subi le même traitement, un certain calme général, une parésie non douteuse de la sensibilité, un peu de paresse motrice, du ralentissement de la respiration et du cœur, de la dilatation de la pupille, le tout sans tremblements ni convulsions. Nous verrons plus tard que c'est là le fait de la diffusion des doses très-faibles ou d'une propylamine peu active.

Dans l'expérience suivante, les effets sont beaucoup plus nets et plus prompts à se produire, grâce à l'emploi d'une propylamine plus active; toutefois il est vrai de dire que les phénomènes conservent le même caractère.

3e *expérience* du 14 février 1873, avec la propylamine de Poulenc et Wittmann. — Sur une grenouille verte, attachée par les quatre membres, on met à nu le nerf sciatique droit et on le touche avec une baguette de verre trempée dans la propylamine : contorsions de l'animal. Trois minutes plus tard, on touche une seconde fois le nerf avec la baguette mouillée de l'alcaloïde : un peu de liquide coule dans la plaie et y détermine bientôt la formation d'un petit lac de sang rouge et liquide, comme dans toutes les expériences de même ordre.

Dix minutes après le début de l'observation, on détache les pattes de la grenouille et l'on constate :

1o Que le nerf opéré a perdu totalement son excitabilité sensitive et motrice ; car la brûlure et le pincement de la patte propylaminée ne détermine aucune réaction ; l'excitation du nerf sur le tronçon touché ne donne de contractions ni dans cette patte, ni ailleurs ; faite au-dessous du point touché, elle ne fait contracter que la patte correspondante, et pratiquée au-dessus du point touché, elle ne donne rien nulle part ;

2o En effet, la faible quantité de propylamine absorbée dans la plaie a suffi pour endormir la grenouille, qui reste immobile, les paupières fermées et la respiration ralentie, en même temps que la sensibilité générale est manifestement engourdie, car la brûlure de la patte non opérée ne détermine de réactions de mouvement qu'après un certain temps. Or, cette paresse réactionnelle est bien due à un certain degré d'anesthésie générale, car lorsqu'on secoue la grenouille jusqu'à la faire sortir de cette sorte de sommeil anesthésique, elle retire très-vigoureusement la patte non opérée et saute, mais bientôt elle retombe dans l'immobilité et le sommeil, la respiration des flancs continuant, tout cela sans tremblements ni convulsions.

Les jours suivants, la grenouille était très-bien portante, seulement le sciatique opéré restait inexcitable.

On voit quelle faible dose de cette propylamine avait suffi pour produire un effet local et général aussi accentué et aussi prompt.

L'action locale de la propylamine est la même sur les racines des nerfs rachidiens que sur les cordons nerveux. Ainsi ayant découvert la moelle lombaire d'une grenouille, nous y avons placé deux gouttes de propylamine (Billault) et après quinze minutes les racines sensitives avaient perdu leur excitabilité, car les pattes ne donnaient plus de réaction au pincement ni à la brûlure, quoiqu'elles se retirassent encore dans les mouvements volontaires et de totalité de l'animal. Mais au bout de deux heures, le train postérieur était aussi paralysé du mouvement, alors que le reste du corps présentait des palpitations convulsives résultant de l'intoxication. Les racines motrices avaient donc été atteintes après les sensitives.

Les expériences précédentes rendent parfaitement compte de ce fait que lorsqu'on injecte une ou deux gouttes de propylamine dans le tissu cellulaire sous-cutané d'une patte, celle-ci est complètement insensible au bout de quelques minutes et devient traînante par la parésie ou la paralysie complète des nerfs et des muscles touchés par le liquide de l'injection.

L'altération histologique des nerfs touchés par la propylamine jusqu'à perte complète de leur excitabilité ressemble à celle qui se produit dans les nerfs séparés des centres nerveux : au microscope, les fibres nerveuses dissociées offrent un aspect louche et opaque ; la myéline y est coagulée en gouttelettes de grosseurs diverses qui ôtent au nerf sa transparence normale.

§ II. *Action directe de la propylamine sur les muscles et le cœur.*

1° Les muscles touchés par la propylamine, soit au voisinage du nerf sciatique dans les expériences qui précèdent, soit par le liquide inséré dans une petite plaie ou injecté dans le tissu cellulaire, ces muscles prennent une couleur rouge-foncé, et après de légères contractions fibrillaires perdent totalement leur irritabilité en quelques minutes.

Si on les examine alors au microscope, on constate que leur striation est moins apparente, et que leurs fibres sont finement granuleuses.

Ce résultat ne dépend pas uniquement de l'imbibition de la substance musculaire par la propylamine, mais aussi d'un commencement d'absorption par les vaisseaux du muscle touché. On en trouve la preuve dans le fait que chez une grenouille dont on a arrêté la circulation par la ligature de l'aorte, les muscles de la cuisse touchés par l'alcaloïde ne rougissent pas, conservent leur couleur normale et ne perdent leur irritabilité qu'au bout d'un temps beaucoup plus long (après trente-cinq à quarante minutes), et à la suite de cinq ou six applications de propylamine.

2° Le cœur perd aussi son irritabilité en quelques minutes par les applications de propylamine à sa surface, et un peu plus lentement par imbibition de voisinage, ainsi que le montrent les expériences suivantes :

4e *expérience* du 1er février 1873. — On met à nu le cœur d'une grenouille battant 52 fois par minute, et dans une petite ouverture du péricarde, on place une goutte de propylamine, qui s'écoule au-dehors : le cœur continue à battre à peu près sans changement.

Cinq minutes après, on sort le cœur du péricarde, et on y place une nouvelle goutte : ses battements deviennent intermittents, plus faibles et plus lents. Trois minutes plus tard, on met une troisième goutte, et, au bout de deux minutes, le ventricule est arrêté. Les oreillettes s'arrêtent à leur tour par l'addition d'une quatrième goutte ; cependant la grenouille respire de l'appareil hyoïdien, et, détachée, elle se met à sauter.

Sur la grenouille de la première expérience, dont le nerf sciatique a été touché par la propylamine, on met à nu le cœur, qui donne 26 battements faibles par minute. On y met une goutte de propylamine : il s'arrête, puis se remet à battre, et après deux minutes, donne 16 pulsations, avec quatre intermittences. Au bout de cinq minutes, on met une seconde goutte, et le cœur s'arrête immédiatement et ne rebat pas. Son tissu, comme dans le cas précédent, est inexcitable à la pince électrique et ne palpite pas à l'incision.

5e *expérience* du 9 février 1873. — On met une goutte de propylamine faible dans la bouche d'une grenouille : immédiatement la respiration hyoïdienne s'arrête et ne reprend ensuite que faiblement. Au bout de dix minutes, la grenouille ne paraît nullement empoisonnée, et cependant le cœur ne donne que 32 pulsations faibles par minute, et la circulation capillaire est très-lente sans rétrécissement des vaisseaux ; ce qui semble indiquer l'affaiblissement des battements cardiaques.

La grenouille reprise une heure plus tard ne présente d'autres signes d'empoisonnement qu'un peu d'excitabilité, et pourtant on ne voit pas le cœur à l'extérieur, et la circulation est arrêtée dens la plupart des capillaires. On met le cœur à nu, et on le trouve donnant 40 pulsations très-faibles à la minute. Ces battements vont en s'affaiblissant, et tombent à 8 par minute, alors que la grenouille est encore parfaitement vivante; donc, une seule goutte placée dans la bouche a suffi pour parésier par imbibition de voisinage l'appareil hyoïdien et le cœur. En effet, une fois le contact du cœur avec la paroi thoracique détruit, les battements du cœur reprennent de la force et de la fréquence, et le lendemain la grenouille était vivante. La structure du cœur parésié par imbibition de voisinage n'avait donc pas été profondément altérée, et ce cas constitue une sorte de transition entre l'altération histologique des muscles par les applications directes du poison et leur perte d'irritabilité par la diffusion, *des fortes doses*, telle que nous l'observerons.

Des faits précédents on peut rapprocher les résultats de l'application directe de la propylamine sur les vaisseaux capillaires. On a déjà vu que les muscles touchés par l'alcaloïde prenaient une couleur rouge foncée, évidemment par la paralysie de la tunique musculaire des vaisseaux, ainsi que cela s'observe en déposant une goutte de propylamine sur la membrane interdigitale de la grenouille. On voit alors la circulation s'arrêter promptement dans le point touché où les vaisseaux sont gorgés de sang, tandis que la circulation continue régulièrement dans les parties environnantes de membrane.

Ces effets sur la circulation capillaire, rapprochés de l'action irritante primitive sur les nerfs et les muscles, et finalement de l'altération histologique de ces tissus, donnent la théorie de l'action irritante locale de la propylamine sur l'estomac de l'homme dès que la dose atteint ou dépasse 2 grammes, surtout si elle est massive. Nous verrons cet alcaloïde produire l'inflammation gangréneuse du tissu cellulaire où nous l'avons injecté sur le lapin.

§ III. *Action directe de la propylamine sur le sang.*

1° Nous avons constamment vu se faire un suintement de sang liquide dans les plaies d'insertion de la propylamine. Ce sang n'a pas été examiné au microscope.

2° Nous avons placé sous le champ du microscope du sang de l'homme et de différents animaux, et en y ajoutant une goutte de propylamine, nous avons vu les globules pâlir, puis se dissoudre rapidement sans s'être préalablement granulés.

3° Le sang examiné au spectroscope et donnant les deux raies d'absorption de l'hémoglobine oxygénée, n'a présenté aucun changement appréciable après l'addition de la propylamine, il a continué à donner les deux raies d'absorption. Il semble donc que la propylamine ne soit pas anoxémiante, et l'abaissement de température que nous signalerons plus tard doit avoir sa source ailleurs, par exemple dans l'amoindrissement notable de la circulation.

4° Nous signalerons par anticipation un aspect assez singulier que présentent les hématies chez les grenouilles soumises à l'action de la propylamine. Nous l'avons trouvé constamment dans toutes nos expériences, même avec les faibles doses, où le phénomène est seulement moins prononcé. Il consiste dans la présence à la surface des hématies d'un, et le plus souvent de plusieurs petits globes brillants, qui donnent à cette surface un aspect tacheté ou granulé. En même temps, on constate que les hématies ont des contours moins nets, comme si leur surface était devenue un peu diffluente, et par là plus propre à fixer ou à faire adhérer ces petits globes brillants que l'on voit à l'état de liberté dans le sérum du sang des grenouilles avant de leur administrer la propylamine.

Cet état tacheté ou granulé des hématies s'aperçoit très-bien en examinant au microscope la circulation capillaire dans la membrane interdigitale des grenouilles propylaminées, et il est encore plus apparent à l'examen microscopique du sang pris dans le cœur ou les vaisseaux du même animal.

Nous nous sommes assuré, par l'examen microscopique du sang des grenouilles à mettre en expérience, que le sérum sanguin contenait ces petits globes brillants à l'état de liberté, et que lorsqu'ils venaient à toucher la surface d'une hématie, ils n'y restaient pas adhérents. D'autre part, l'observation de la circulation capillaire des mêmes animaux, avant de les soumettre à la propylamine, nous permet d'affirmer qu'on ne voit pas alors d'hématie tachetée par l'adhérence à leur surface des globes en question.

Article II. — Phénomènes généraux produits par la diffusion de la propylamine.

Ces effets sont très-marqués sur le système nerveux cérébro-spinal et l'appareil locomoteur d'une part, et d'autre part sur le système ganglionnaire et l'appareil circulatoire central et périphérique. Ils varient d'ailleurs suivant l'espèce de propylamine, ses doses et ses voies d'introduction.

§ 1er. *Action de la propylamine sur le système nerveux cérébro-spinal et l'appareil locomoteur.*

Les effets les plus apparents de la propylamine sont ceux qui se passent du côté du mouvement. On peut les diviser en deux périodes, l'une de surexcitabilité motrice caractérisée par des palpitations musculaires et des secousses convulsives, bientôt suivies de véritables convulsions tétaniques accompagnées de l'irrégularité, puis de la suspension de la respiration et du ralentissement de la circulation; l'autre période, constituée par la résolution musculaire, pouvant aller jusqu'à la paralysie complète, avec insensibilité et collapsus de la circulation centrale et périphérique. On peut y ajouter une période de retour dans les cas non mortels.

Toutefois, une observation attentive montre que les troubles de la motricité ne constituent pas toute la symptomatologie du propylamisme, et qu'il existe en même temps des modifications de la sensibilité et de l'activité cérébrale, que des expériences variées permettent de mettre en lumière en les isolant des troubles de mouvements qui les masquent. C'est ce que nous allons essayer de faire en résumant quelques expériences qui retracent la marche du propylamisme, en même temps que les influences de doses et de mode d'application.

6e *expérience* — Elle est un exemple de guérison par une dose faible injectée sous la peau.

A une grenouille verte très-vigoureuse, on injecte au bas de la jambe droite 1 décigramme de propylamine de Billault, et, comme d'ordinaire, la patte injectée reste traînante.

Après quinze minutes, la grenouille est affaissée, la respiration des flancs est plus lente, le circulation capillaire ralentie, et l'animal présente une grande excitabilité, traduite par des palpitations musculaires, et bientôt de petites secousses convulsives se produisant spontanément, et surtout par les chocs, le bruit, le pincement, le toucher de la cornée, etc.

Après quarante-cinq minutes, la grenouille présente de véritables convulsions tétaniques, analogues à celles de la strychnine, entre lesquelles elle reste affaissée; la respiration des flancs est rare et convulsive; le cœur donne 32 battements par minute visibles à l'extérieur.

Après une heure 45 minutes : 22 battements du cœur; excitabilité un peu moins grande de l'animal, qui ne présente plus de raideurs tétaniques que dans les membres antérieurs, les membres postérieurs étant relâchés et les mouvements respiratoires nuls.

Le lendemain matin (après douze heures), on provoque encore par les fortes excitations des mouvements convulsifs légers et passagers des membres postérieurs, après lesquels la grenouille retombe dans la résolution. Le soir, l'état de résolution persiste, et les plus fortes excitations ne provoquent plus de mouvements convulsifs.

Le troisième jour de l'expérience, même état.

Le quatrième jour, la résolution musculaire persiste; mais il y a des mouvements de respiration hyoïdienne; le soir, la grenouille commence à retirer les pattes.

Le cinquième jour, le retour des mouvements s'accentue, et l'animal se rétablit rapidement.

Nature des convulsions propylamiques. — Sont-elles dues à la surexcitabilité de la moelle épinière, comme celles de la strychnine, ou à une action myosthénique comme celles de la vératrine? Les expériences suivantes montrent que les convulsions du propylamisme sont d'origine spinale, comme celles de la strychnine.

1° Si on préserve de l'intoxication une patte de grenouille, en liant l'artère iliaque ou la totalité du membre moins ses nerfs avant d'empoisonner l'animal, on note que les convulsions se produisent dans la patte préservée comme dans celle qui ne l'est pas. Or, comme les muscles de la patte préservée n'ont pas reçu de propylamine qui puisse les contracturer, les convulsions viennent évidemment de l'excitabilité accrue de la moelle, transmise à la patte préservée par ses nerfs.

2° Si en effet, on coupe les nerfs d'une patte avant d'empoisonner l'animal, les convulsions n'ont pas lieu dans cette patte qui ne reçoit plus les excitations de la moelle. Si on coupe les nerfs de la patte pendant l'empoisonnement, les convulsions cessent immédiatement dans cette patte.

3° Les convulsions n'ont pas lieu non plus chez une grenouille dont on a paralysé les nerfs par le curare avant de l'empoisonner par la propylamine. Si on a préservé une patte du curarisme en liant son artère, cette patte seule présentera les convulsions du propylamisme.

4° Enfin le chloroforme, dont on connaît l'action parésiante sur la moelle, fait cesser momentanément les convulsions propylamiques.

Nous ne voudrions cependant pas affirmer que l'action de la propylamine sur les muscles est tout à fait nulle; car il nous a paru que les convulsions propylamiques dans une patte préservée ne s'accompagnaient pas de palpitations musculaires aussi tranchées que celles de la patte non préservée et dont les muscles recevaient la propylamine par la circulation. En un mot, la propylamine nous paraît produire à un certain degré l'excitation musculaire au début, comme nous la verrons diminuer et détruire l'irritabilité musculaire à la fin.

7e *Expérience* (6 février 1873). — Elle est un exemple d'injection des fortes doses allant jusqu'à la paralysie des nerfs moteurs et non des muscles.

A une forte grenouille verte dont la circulation capillaire se fait très-bien dans une membrane interdigitale gauche, où les globules sanguins offrent leur aspect normal, on injecte au bas de la jambe droite 3 décigrammes de propylamine Billault. Il y a comme d'ordinaire une vive agitation générale provoquée par la douleur de l'injection, rougeur de la patte injectée qui reste traînante et au bout de quelques minutes, est complètement insensible.

Déjà après quinze minutes, les muscles des cuisses présentent de fortes palpitations, suivies de secousses convulsives ; la respiration des flancs est faible et intermittente ; il y a des contractions spasmodiques de la base de la poitrine, une sorte de haut le cœur ; les paupières sont fermées et l'animal affaissé ; la circulation capillaire est très-ralentie et présente des flux et des reflux.

Après une heure, la grenouille est en pleine convulsions tétaniques se répétant par le bruit et le choc. Cependant la brûlure de la patte gauche, non injectée, ne provoque qu'une réaction convulsive beaucoup plus faible et tardive ; il paraît donc y avoir parésie de la sensibilité, malgré l'excitabilité au choc. La respiration des flancs et de la gorge a cessé ; les pupilles sont dilatées ; le cœur donne 24 pulsations faibles, visibles à l'extérieur ; la circulation capillaire dans la membrane gauche primitivement examinée, présente une grande lenteur et les hématies offrent pour la plupart l'aspect granulé ou tacheté de leur surface dont le contour est moins net.

Après une heure quarante-cinq minutes, les convulsions ont complètement cessé, tout le corps est flasque et ne donne des réactions à aucune excitation.

Après deux heures, le cœur n'est plus visible à l'extérieur; à l'ouverture il donne 16 battements complets. On découvre les sciatiques et on les trouve inexcitables à la pince électrique, tandis que les muscles des cuisses et du mollet non injecté se contractent nettement, mais beaucoup moins fortement qu'à l'état normal.

Donc, une forte dose de propylamine paralyse en moins de deux heures les nerfs moteurs et diminue notablement l'irritabilité musculaire.

L'expérience suivante faite par inhalation de la propylamine produit les mêmes effets, deux fois plus vite encore.

8e *Expérience* du 9 février 1873. — Sous une cloche de 250 centimètres cubes portant à son sommet une éponge imbibée de 30 gouttes de propylamine Billault, on place une forte grenouille verte : elle éprouve une vive agitation ; sa respiration devient spasmodique et après quinze minutes, elle présente des palpitations musculaires générales très-fortes et des secousses convulsives.

Après trente minutes on la sort de la cloche. Elle présente alors :

1° De violentes convulsions tétaniques avec palpitations et saillie des muscles, resserrement des flancs, arrêt de la respiration abdominale et hyoïdienne, dilatation de la pupille ;

2° Le moindre bruit, le plus petit choc ou le plus léger ébranlement de la plaque provoquent une explosion convulsive, tandis qu'il faut une brûlure persistante des pattes pour déterminer une réaction de mouvement beaucoup plus faible et tardive; ce qui ne peut guère laisser de doute sur la diminution de la sensibilité.

3° Parallèlement à ces phénomènes convulsifs, on observe le ralentissement du cœur à 22 par minutes, l'amoindrissement de la circulation capillaire qui est ralentie, presque exsangue et permet de constater l'aspect tacheté des hématies.

Les convulsions diminuent ensuite d'intensité et l'immobilité va croissant.

Après une heure la grenouille est dans l'état de résolution musculaire le plus complet, ne réagissant à aucune excitation, toujours sans respiration et les pupilles maintenant contractées. On met à nu les nerfs et les muscles de la cuisse et on constate que le sciatique est inexcitable, tandis que les muscles ont un reste d'irritabilité. Le cœur bat 12 pulsations, très-visibles à l'extérieur, intermittentes; le réseau capillaire est pâle et la circulation très-lente.

L'examen de la grenouille, un instant abandonné, est repris trois heures après le début de l'expérience. Les muscles répondent à peine à l'électricité et les battements de cœur ne s'aperçoivent plus à l'extérieur. On le met à nu et on constate 12 battements des oreillettes et 3 des ventricules par minute ; il y a exactement un battement des ventricules pour 4 des oreillettes ; c'est-à-dire que la contraction du ventricule se fait sur celle des oreillettes aux premier, cinquième et neuvième battements.

Deux heures plus tard, on trouve le cœur arrêté, gros et mou, inexcitable à l'électricité, ainsi que tous les autres muscles.

Il est donc évident que les doses massives de propylamine ou l'absorption rapide par la surface respiratoire, détruisent rapidement l'excitabilité des nerfs moteurs et ultérieurement l'irritabilité des muscles. Les résultats de l'expérience suivante sont remarquables à cet égard par leur rapidité et leur netteté, grâce à l'emploi d'une propylamine plus active, celle de MM. Poulenc et Wittmann, et à son administration à haute dose en inhalation.

9e *Expérience*, du 12 février 1873. — Sous une cloche d'un litre, avec une éponge imbibée de 30 gouttes de propylamine, on place une forte grenouille verte ; en quelques minntes la respiration est arrêtée ; on sort la grenouille de la cloche après dix minutes, et l'on fait les constatations suivantes :

1o La grenouille mise sur le dos fait de vains efforts pour se retourner; elle est amoindris insensible à la flamme. C'est bien de l'insensibilité, car le nerf sciatique et les muscles répondent à la pince électrique, et leur paralysie ne peut par conséquent être invoquée pour expliquer l'absence de réaction ;

2o On a beaucoup de peine à apercevoir les battements du cœur à l'extérieur ; on finit par en compter 24 par minute ; la circulation capillaire est arrêtée dans la plupart des vaisseaux qui sont pleins de sang.

Après vingt minutes, on ne voit plus les battements du cœur à l'extérieur ; on en compte 22 à l'ouverture.

Après une heure vingt minutes, on reprend la grenouille dont on trouve le cœur arrêté, inexcitable à l'électricité et il en est de même des muscles, des cuisses et du tronc.

La perte d'irritabilité des muscles et du cœur par l'action rapide de la propylamine est donc indiscutable. Cette expérience est, en outre, remarquable en ce que l'abolition des mouvements généraux et respiratoires n'a pas été précédée de convulsions ; la période convulsive a été supprimée par la rapidité des effets du poison. Enfin, le fait de l'insensibilité et de la perte des mouvements réflexes déjà soupçonné dans les expériences antérieures s'accuse ici plus nettement encore. L'expérience suivante a pour objet spécial de démontrer cette sorte d'anesthésie propylamique dont on trouve un exemple par une dose extrêmement faible, incapable de produire les convulsions dans la 3e expérience (page 60).

10ᵉ *Expérience* du 14 février 1873. — Sous une cloche d'un litre avec une éponge imbibée de 5 gouttes de propylamine Poulenc, on place une petite grenouille verte très-vivace (qui saute, respire, coasse).

Après trois minutes, elle est immobile, les pattes relâchées, la respiration des flancs nulle, le menton collé sur la table, les paupières fermées, en un mot endormie.

On la sort de la cloche au bout de cinq minutes, et l'on s'aperçoit qu'elle présente des palpitations musculaires et des battements des flancs tout en restant immobile, les paupières fermées ; la respiration hyoïdienne se fait. La grenouille est très-excitables aux chocs qui réveillent les palpitations musculaires, tandis que ce n'est qu'après des brûlures réitérées qu'on obtient une réaction tardive et faible de mouvement.

Au bout de trente minutes, la grenouille présente de l'excitation convulsive des pattes à la suite d'un déplacement et pendant vingt à trente minutes elle offre des secousses convulsives au moindre ébranlement et au moindre bruit ; on n'aperçoit que rarement les battements du cœur, à cause des palpitations musculaires qui les masquent. On abandonne la grenouille au repos et on reprend l'examen une heure après le début de l'expérience. On observe alors qu'elle est immobile, les pattes relâchées, sans respiration des flancs ni de la gorge, les pupilles très-dilatées, ne réagissant ni à la brûlure ni à la projection sur le dos. Il y a donc perte d'excitabilité des centres nerveux comme dans l'anesthésie chloroformique, car les nerfs et les muscles sont parfaitement excitables à ce moment. Le cœur donne 30 battements, très-visibles à l'extérieur.

Le lendemain, après vingt-quatre heures, la grenouille paraît morte, car elle a le corps flasque, sans respiration des flancs ni de la gorge, la pupille contractée et les battements du cœur non visibles à l'extérieur. Cependant à l'ouverture on trouve le cœur d'aspect normal, donnant 22 battements complets à la minute ; d'autre part le nerf sciatique et les muscles continuent à répondre à l'électricité comme la veille, et en découvrant la moelle on constate que les racines motrices sont parfaitement excitables. Donc la grenouille n'est qu'anesthésiée.

Il reste à démontrer que l'absence de réaction de la grenouille n'est pas due à la perte de sensibilité des nerfs, mais bien à la perte d'excitabilité des centres nerveux. C'est ce qui sera mis hors de doute par l'expérience suivante, instituée dans ce but.

11ᵉ *Expérience* du 13 avril 1873. — Voulant employer la même propylamine que celle qui avait servi à nos expériences antérieures, nous nous disposions à appliquer la propylamine de Poulenc, que nous avions depuis deux mois. Mais nous fûmes obligé d'y renoncer par ce qu'elle n'exhalait plus qu'une très-forte odeur d'ammoniaque, témoignant de sa décomposition. La propylamine de Billault que nous avions depuis deux mois et demi, exhalait encore l'odeur qui lui est propre, mais à un très-faible degré ; elle nous parut donc plus affaiblie qu'altérée et nous l'employâmes de la façon suivante :

On prépare une grenouille par la ligature de l'artère iliaque gauche pour préserver la patte correspondante de l'intoxication et faire servir la sensibilité de cette patte à interroger l'activité réflexe de la moelle.

A deux heures on place la grenouille sous une cloche d'un litre avec une éponge chargée de 30 gouttes de propylamine. On observe les effets ordinaires de cette substance, mais très-amoindris ; la grenouille commence à s'agiter dans la cloche et après cinq minutes devient tranquille et immobile, continuant à respirer des flancs et de la gorge.

Entre quinze et vingt minutes, la respiration des flancs est devenue très-lente, très-faible, intermittente et la grenouille paraît dormir.

On recharge l'éponge de 30 gouttes de propylamine pour accélérer les effets ; la grenouille tourne sur place et se remet en mouvement pendant quelques minutes, puis s'immobilise de nouveau, ferme les paupières et s'endort. La respiration des flancs va encore s'affaiblissant, et après quarante minutes, elle a cessé, celle de la gorge continuent.

On retourne la grenouille avec le bord de la cloche, elle parvient à reprendre son attitude normale où elle redevient immobile ; les pupilles sont dilatées, le cœur donne 60 battements par minute.

En voyant la faiblesse et la lenteur d'action de cette propylamine, on se décide à en injecter 3 décigrammes au-dessous de l'épaule droite, une heure après le début de l'expérience, et on laisse en même temps la grenouille soumise aux inhalations sous la cloche. Elle y conserve son immobilité, mais en moins de dix minutes, il apparaît de petites secousses convulsives dans la patte droite non préservée, et bientôt dans les deux pattes ; la respiration hyoïdienne a cessé ; les pupilles sont très-dilatées, les secousses convulsives vont en augmentant de fréquence et d'intensité et se produisent au moindre choc.

Quinze minutes après l'injection et une heure quinze minutes après le début de l'expérience, les secousses convulsives ont cessé, la grenouille est dans la résolution et ne donne de réaction de mouvement ni au choc ni à la brûlure, soit de la patte droite intoxiquée, *soit de la patte gauche préservée* ; par conséquent la moelle a perdu son excitabilité car les nerfs et les muscles des deux pattes répondent parfaitement à l'électricité. Or, si l'excitation de la patte préservée ne provoque pas de réaction de mouvement dans cette patte ou dans l'autre, c'est que le centre réflexe a perdu son activité. Cela n'est pas dû à l'arrêt de la circulation, car le cœur bat 30 fois par minute et la circulation capillaire se fait dans les membranes interdigitales droites, quoique très-affaiblie. Cette circulation suffit même pour continuer l'intoxication, car trente minutes plus tard, les muscles de la patte intoxiquée répondent beaucoup moins bien à l'électricité que ceux de la patte préservée, dont l'irritabilité était plutôt moindre à l'essai précédent. Le cœur ne donne plus à ce moment que 18 battements par minute.

Deux heures après le début de l'expérience, le cœur ne donne plus que des contractions frémissantes, qui ne le vident plus, il est gros et mou ; les muscles et les nerfs de la patte droite intoxiquée vont en s'affaiblissant.

Quatre heures après le début de l'expérience, le nerf et les muscles de la patte intoxiquée ont cessé de répondre à l'électricité, tandis que ceux de la patte gauche préservée y répondent très-bien.

En résumé, cette expérience fait ressortir une certaine analogie d'action entre la propylamine et les anesthésiques, seulement la période d'excitation convulsive est plus forte et plus longue, et le sommeil moins prononcé avec la propylamine, mais dans les deux cas il y a perte d'excitabilité des centres nerveux cérébro-spinaux (d'où abolition des mouvements volontaires, respiratoires et réflexes), et finalement des ganglions nerveux (d'où l'arrêt du cœur).

Résumé des effets de la propylamine sur les systèmes nerveux et musculaires.

Les expériences qui précèdent montrent qu'il y a dans le propylamisme deux périodes :

1° Une période d'excitation caractérisée à son plus faible degré par une grande réactivité de la grenouille, et à son plus haut degré par des palpitations musculaires et des secousses convulsives d'abord, puis de véritables convulsions tétaniques avec irrégularité et parfois suspension de la respiration, contraction des vaisseaux capillaires et ralentissement du cœur. Ces effets sont dus à la surexcitabilité des centres bulbo-spinal et ganglionnaire. Ils sont plus ou moins prompts à apparaître et ont une intensité et une durée qui varient suivant les doses et le mode d'application de la propylamine. Ainsi, par l'injection hypodermique, les secousses et les convulsions apparaissent entre 15 et 30 minutes avec la dose forte de 3 décigrammes, et dure au moins une heure avant de faire place à la résolution musculaire. L'inhalation respiratoire des fortes doses provoque l'état convulsif en quelques minutes, et il cesse en moins d'une heure. Dans notre 9e expérience, une dose exagérée a même supprimé complètement la période d'excitabilité convulsive.

2° La seconde période du propylamisme est la période de collapsus, de résolution musculaire. Elle est marquée par l'immobilité, qui s'observait déjà, à un certain degré au début de l'intoxication, où l'animal comme assoupi ne faisait que de rares mouvements volontaires et offrait une respiration faible et ralentie, témoignant d'une certaine paresse du cerveau qu'atteste aussi la diminution de sensibilité à la brûlure et à la piqûre, alors que l'animal est très-excitable au choc. Mais c'est à la suite des convulsions que la période résolutive est bien établie : alors si l'intoxication a été poussée assez loin, l'animal est totalement privé de mouvements volontaires, respiratoires et réflexes; il ne réagit plus à aucune excitation et est plongé dans la plus complète insensibilité. Ceci est dû évidemment à la perte d'excitabilité du centre bulbo-spinal, car à un certain degré de cet état, les nerfs moteurs et les muscles conservent leur activité, au moins en partie. L'activité des centres nerveux ganglionnaires survit aussi à celle du centre cérébro-spinal, puisque le cœur continue à battre très-ralenti, il est vrai, et assez faible pour ne plus irriguer complètement les vaisseaux capillaires qui, malgré leur relâchement à cette époque, restent peu colorés.

C'est à un degré plus avancé de l'intoxication que les ganglions nerveux perdent leur excitabilité et que le cœur s'arrête ; que les nerfs moteurs perdent leur activité, et seulement après eux les muscles. En général, les nerfs moteurs rachidiens sont paralysés avant l'arrêt du cœur et les muscles ne le sont totalement qu'après.

3° Lorsque l'empoisonnement n'est pas mortel, il peut ne consister que dans un faible degré de sommeil anesthésique, comme dans la 3e expérience, ou bien présenter les deux périodes de surexcitabilité et de résolution paralytique de la 6e expérience avec une période de retour. Dans ce cas, la marche des phénomènes est beaucoup plus lente et met plusieurs jours à s'accomplir. Ainsi, la convulsibilité peut durer un jour ; la période de résolution musculaire et de perte d'excitabilité deux ou trois jours et les phénomènes de retour ne se montrer que le 4e jour. Ils s'annoncent par la réapparition des mouvements dans un ordre inverse à celui de leur disparition : la respiration hyoïdienne se rétablit la première, puis celle des flancs et les mouvements des membres, plus vite dans les antérieurs que dans les postérieurs.

§ II. *Action de la propylamine sur la circulation.*

Elle s'exerce à la fois sur le centre circulatoire et sur les capillaires, et par suite sur la tension artérielle.

A. *Action sur le cœur.* Le cœur est peu influencé par les doses faibles de propylamine et dans les premiers instants qui suivent l'injection sous-cutanée d'une dose moyenne faite loin du centre circulatoire, au bas de la jambe, par exemple. Tant qu'il n'y a pas de surexcitabilité motrice générale, le cœur conserve sa régularité et à peu près sa fréquence et sa force normale.

Au moment où apparaissent les premières palpitations musculaires et les secousses, les battements du cœur sont déjà ralentis (28 à 32), et plus tard ils sont affaiblis. C'est au moment de la période de résolution musculaire générale, que les battements du cœur atteignent leur maximum de ralentissement (14 à 22), d'affaiblissement, et qu'ils deviennent irréguliers et intermittents.

Dans les cas où la dose est toxique, le cœur s'arrête en diastole, toujours un certain temps après la perte d'excitabilité du centre nerveux cérébro-spinal. Dans les cas non mortels, le ralentissement du cœur reste à son maximum tant que dure la période de collapsus général, puis les battements redeviennent un peu plus fréquents et moins faibles à mesure que les phénomènes de retour s'accusent par le rétablissement de la respiration et des mouvements généraux.

La coïncidence du ralentissement marqué du cœur avec l'apparition des signes de surexcitabilité motrice, peut faire penser que ce ralentissement est dû à la surexcitabilité du bulbe qui augmente l'action réfrénante des nerfs vagues sur le cœur. Mais ce ralentissement du cœur, au lieu d'être accompagné d'une diminution de tension artérielle, comme lorsqu'il est produit par l'action modératrice du pneumo-gastrique est, au contraire, accompagné *au début* d'un accroissement rapide de la tension, ainsi que cela se voit quand le cœur est ralenti par la résistance des vaisseaux capillaires rétrécis. Or, le resserrement des capillaires a lieu, avant même que le cœur ne se ralentisse et, d'autre part, la paralysie des pneumo-gastriques par le curarisme, n'empêche pas le nombre des battements du cœur de diminuer sous l'influence de la propylamine. C'est ce qu'établit nettement l'expérience suivante :

12e *Expérience* (14 mars 1873). — On curarise une grenouille complètement; son cœur donne 62 battements par minute, et on prend le dessin d'une artériole à la chambre claire. On injecte au bas de la jambe 4 tours de seringue ou 4 décigr. de propylamine Billault.

Cinq à six minutes après, l'artériole s'est rétrécie des 3/10 et le cœur donne 20 battements assez faibles à la minute, ce qui fait ressortir la concomitance et la subordination, au moins partielle, des deux phénomènes. Évidemment l'astriction des capillaires est une des causes du ralentissement des battements du cœur. Mais on voit qu'en même temps ces battements sont affaiblis, à une certaine période, ce qui ne peut être dû qu'à la parésie des nerfs ganglionnaires du cœur ou de son tissu musculaire. Or, nous avons vu que l'un et l'autre ont lieu par l'action des fortes doses de propylamine comme celle qui fut employée ici.

D'autres expériences, faites sur des grenouilles curarisées avec une dose faible de propylamine, nous ont montré que les artérioles se rétrécissent encore, mais que le cœur n'est pas ralenti sensiblement, ce qui pourrait laisser penser que le nerf vague est pour quelque chose dans le ralentissement, comme on le verra plus tard.

B. *Action sur la circulation périphérique.* — Les vaisseaux capillaires subissent l'influence de la propylamine avant le cœur lui-même, et à des doses incapables d'exercer une action marquée sur le centre circulatoire. Nous avons vu dans toutes nos expériences que le réseau capillaire pâlit, et que bientôt la circulation s'y ralentit. Si on fixe une artériole au microscope, avant et après l'injection de propylamine dans une partie éloignée, on note que, souvent en quelques minutes, il se produit une diminution sensible du calibre du vaisseau. Les expériences suivantes donnent la mesure exacte du phénomène.

13e *Expérience.* — Sur une grenouille incomplètement curarisée présentant encore quelques contractions des muscles hyoïdiens et des membres ; on prend à la chambre claire le dessin d'une artériole de la membrane interdigitale droite, lequel mesure 7 millimètres (objectif 5).

Pendant qu'on observe les vaisseaux, on injecte 2 déc. de propylamine Billault dans la patte opposée.

Trois ou quatre minutes après l'injection, le dessin de l'artériole mesure 5 millimètres, ce qui représente un rétrécissement de près d'un tiers du diamètre, et il ne faut pas oublier à ce propos que les quantités de liquide qui traversent un tube capillaire croissent comme la quatrième puissance de son diamètre (Poiseuille). Un autre vaisseau, dont le dessin était de 5 millimètres avant l'injection, présente 4 millimètres. La circulation, qui était parfaite avant l'injection, est devenue très-lente et rétrograde par instant. Plus tard, la circulation reprend un peu mais les vaisseaux restent contractés ; la première artériole, dont le dessin mesurait 7 millimètres avant l'injection, ne mesure encore que 6 millimètres au bout d'une heure.

14e *Expérience* (14 mars 1873). — On place la membrane interdigitale d'une grenouille sous le champ du microscope, et on mesure une artériole qui marque 11 divisions du micromètre ; la circulation est rapide. Pendant qu'on examine l'artériole, on injecte dans l'autre patte une très-faible dose de propylamine Billault (un demi tour de seringue ou 5 centigrammes); au bout de deux minutes, l'artériole ne mesure plus que 8 divisions du micromètre; la circulation devient lente.

Après une heure et demie, on injecte de nouveau 5 cent. de propylamine dans la patte opposée à celle qu'on observe, et en quelques minutes le diamètre de la petite artère n'est plus que de 7 divisions du micromètre. Le rétrécissement persiste et il est très-nettement appréciable, même sans le micromètre.

La grenouille, mise en liberté, subit ensuite les deux périodes d'excitabilité puis de résolution musculaire du propylamisme, dont nous n'avons plus à nous occuper ici.

Ce qu'il importe pour le moment de nettement accentuer, c'est la rapidité et l'intensité des phénomènes produits par la propylamine sur la circulation capillaire. Ces phénomènes apparaissent de beaucoup les premiers et avec les plus petites doses de l'alcaloïde. Ainsi au bout de quelques minutes (2 à 4), les petits vaisseaux sont rétrécis en moyenne d'un tiers de leur diamètre, et le cours du sang y est déjà fortement ralenti. Ces phénomènes sont dus principalement à l'excitation du système nerveux ganglionnaire, et en particulier des vaso-moteurs, et peut-être des fibres musculaires des vaisseaux.

A une période plus avancée du propylamisme, et surtout avec les fortes doses, le système nerveux ganglionnaire est parésié, ainsi que les fibres musculaires elles-mêmes. Alors les vaisseaux se relâchent, mais leur circulation reste très-amoindrie, parce que le cœur est trop faible à ce moment pour irriguer pleinement les vaisseaux dont les parois restent flasques. C'est alors que l'on note des flux et des reflux du sang, des temps d'arrêts de la circulation, et finalement sa cessation complète, alors que le cœur donne encore des contractions faibles et irrégulières. C'est qu'en effet les éléments nerveux et musculaires du cœur perdent leur activité parallèlement à ceux des vaisseaux.

Les expériences sur la tension artérielle aux différentes phases du propylamisme, constituent une démonstration complète de cette interprétation.

C. *Action de la propylamine sur la tension artérielle.* — La tension artérielle est le résultat des deux facteurs précédents; la force de contraction du cœur et celle des artérioles capillaires :

1° Pendant la première période, la force du cœur étant sensiblement normale, et les petites artères étant contractées, la tension augmente.

2° Au contraire, dans la seconde période, la force du cœur est amoindrie, les capillaires déjà relâchés, et peut-être les nerfs vagues excités; de là l'abaissement de la tension. Ce second résultat se produit assez vite quand on emploie une propylamine très-active et à très-forte dose, tandis qu'avec les doses faibles ou modérées, la pression sanguine diminue plus lentement et dans une faible proportion.

Cet exposé n'est que le résumé des résultats fournis par les expériences suivantes :

15e *Expérience* (7 mars 1873). — Une forte grenouille verte est préparée pour l'étude de la tension artérielle au manomètre, sans perte de sang, l'animal étant reposé de l'opération; la tension artérielle, bien constante, est de 39 millimètres de mercure; il y a 60 pulsations.

A six heures dix minutes, on injecte au bas de la patte opposée à celle dont l'iliaque est en observation, 3 tours ou 3 déc. de propylamine Billault.

Après cinq minutes : 40 millim. de tension; 60 pulsations.

Après dix minutes : 39 millim.; 60 pulsations.

Après vingt minutes : 35 millim.; 52 pulsations.

Après vingt-cinq minutes : 34 millim.; 52 pulsations.

Après trente-six minutes : 35 millim.; 58 pulsations.

Après deux heures trente minutes : 27 millim.; 58 pulsations

Après deux heures quarante minutes : injection d'un décigr. de propylamine.

Immédiatement : tension 25; pulsations 52.

Dix minutes après cette seconde injection : tension 25, pulsations 52.

Treize minutes après, tension 23; pulsations 52.

Vingt-cinq minutes après, tension 28; pulsations 52.

Quarante minutes après, tension 27; pulsations 52.

La tension et les pulsations sont restées les mêmes jusqu'au surlendemain, puis sont revenues peu à peu au même état qu'avant l'injection de propylamine, et en même temps l'animal a repris son activité.

Dans cette expérience, la tension ne présente qu'une augmentation insignifiante d'un millimètre de mercure au début; déjà après 15 minutes elle est tombée à 35, et elle descend jusqu'à 27 et même jusqu'à 25 après une seconde injection, reste ainsi abaissée pendant deux jours que dure la période de collapsus général, et remonte ensuite à mesure que se rétablit l'activité. Le pouls n'est descendu que de 60 à 52. Le fait dominant et presque exclusif est dans l'abaissement très-marqué et persistant de la tension.

16e *Expérience* (11 mars 1873). — On prépare une grenouille verte pour l'étude de la tension artérielle sur l'iliaque droite, où elle est de 30 millimètres de mercure.

A dix heures, on injecte au bas de la patte gauche 4 tours d'une propylamine de couleur jaune que messieurs Billault et Cie avaient eu l'obligeance de nous préparer, parce que nous nous plaignions du peu d'activité de la propylamine incolore, d'origine allemande, qui avait servi à nos expériences antérieures.

3 minutes	après l'injection :	tension	34
25 —	—	—	31
30 —	—	—	30
36 —	—	—	29
1 heure après	—	—	25
1 h. 36 min. après	—	—	16

Trois heures après la tension se maintenant au même niveau, on ouvre la poitrine; on trouve les artères presque vides, le cœur se contractant faiblement et par place, de la base vers la pointe (perturbation du rythme).

Dans cette expérience, la tension a monté rapidement de 4 mill.; elle a mis une demi-heure pour redescendre au niveau primitif; après une heure et demie, elle est tombée à 16 mill., soit à peu près la moitié de ce qu'elle était avant l'expérience, et s'est maintenue à ce faible degré, qui s'explique par le profond affaiblissement du cœur, constaté à l'ouverture.

17e *Expérience* (12 mars 1873). — Une grenouille verte est préparée pour l'étude de la tension artérielle, qui, pendant cinquante minutes, se maintient à 30 millimètres de mercure. A 12 h. 50 on injecte à la partie inférieure de la patte gauche 4 déci de propylamine jaune de Billault.

Immédiatement : tension 32, rapidement tombée à 18 millim., avec des oscillations peu sensibles.

Sept minutes après l'injection, tension 19 millim. et dans les mouvements 26.

Vingt minutes après, tension 22 ; oscillations faibles.

Quarante-cinq minutes après, tension 28.

Une heure cinq minutes après, tension 17,5, régulière.

Pas de convulsions spontanées, mais excitabilité exagérée; la respiration continue.

Une heure dix minutes après, tension 17.

On injecte 2 décigr. de propylamine incolore de Billault.

Cinq minutes après cette injection, tension 14.

Six minutes après, tension 12.

Dix minutes après, tension 10.

Vingt minutes après, tension 0, le cœur est arrêté.

Dans cette expérience, la tension n'est montée que de 2 mill. pendant un court instant, puisqu'après sept minutes elle s'est abaissée de 12 mill. ou les 2/5 de la tension normale (de 30 milli). Elle est remontée par instant, sans jamais revenir au niveau normal pour redescendre à 17 mill., après une heure, et se maintenir à ce niveau. C'est alors qu'une seconde injection de propylamine fait encore baisser la tension sans élévation primitive, si bien qu'en vingt minutes la tension tombe à zéro ; le cœur était arrêté une heure et demie après le début de l'expérience. C'est là l'effet des doses surélevées, qui parésient rapidement les centres nerveux, les nerfs et les muscles, presque sans excitation préalable.

18e *Expérience* (13 mars 1873). — Elle est faite dans le but de rechercher si l'augmentation de tension très-passagère du début ne serait pas un effet réflexe de l'irritation locale produite par l'injection.

Pour cela, on prépare la grenouille en lui coupant les nerfs lombaires gauches, et on la dispose pour mesurer la tension dans l'iliaque droite; cette tension est de 30 millim. de mercure.

A 2 heures, injection de 2 décigr. de propylamine incolore de Billault dans la patte gauche (dont les nerfs sont coupés).

Deux minutes après, tension 32 à 33 millim.

Cinq minutes après, tension 30.

Dix minutes après, tension 29.

Trente minutes après, tension 27.

Une heure après, tension 25.

Une heure quinze minutes après, tension 25.

Pendant le reste de la journée, la tension se maintient à 23.

Cette expérience montre que l'élévation de tension du début n'est pas due à l'irritation locale produite par l'injection. On y voit, d'autre part, qu'avec la dose modérée de 2 décigrammes de propylamine, la tension diminue beaucoup moins qu'avec les fortes doses des expériences précédentes, qui allaient jusqu'à arrêter le cœur. Ici la tension n'a baissé que de 5 à 7 mill. sur 30, environ d'un cinquième.

Dans une autre expérience, nous avons fait l'injection dans une patte dont les vaisseaux avaient été préalablement liés, pour s'opposer à l'absorption et laisser subsister les nerfs du membre, capables de transmettre l'irritation locale aux centres nerveux. Ici l'injection de propylamine dans la patte, ainsi préparée, n'a produit aucun effet sur la tension ni le nombre des pulsations. Nous allons, d'ailleurs, résumer cette expérience intéressante à d'autres points de vue.

19e *Expérience* (14 mars 1873). — On prépare la grenouille pour la mesure de la tension et on lie les vaisseaux de la patte droite.

A cinq heures, la tension est de 37 à 38 millim.; pulsations 32.

On injecte 25 centigr. de propylamine incolore de Billault dans la patte droite (dont les vaisseaux sont liés). Trente minutes après : tension, 37 à 38 ; pulsations, 32 (sans changement); ce qui prouve que la propylamine n'agit pas par irritation locale, mais bien par absorption. A cinq heures trente minutes, injection de 5 centigr. de propylamine dans un membre, dont les vaisseaux ne sont pas liés.

Dix-sept minutes après, tension 39 à 40 millim.; pulsations, 30 à 32.

Vingt minutes après, tension 33 à 34.

Injection dans le même membre d'un décigr. de propylamine.
Huit minutes après cette deuxième injection, tension 38 à 39.
Dix minutes après, tension 34 à 35.
Douze minutes après, tension 36 à 37.
14 minutes après, injection de 2 décigr. de propylamine.
Deux minutes après cette troisième injection, tension 33 à 34.
3 minutes après, tension 30 à 31.
Seize minutes après, tension 27 à 28.
Cinq heures après, la tension avait oscillé entre 27 et 29.
Le lendemain à midi, la tension était 18 à 19.

Cette expérience montre, comme la précédente, que les petites doses de propylamine suffisent pour élever légèrement la tension au début (en faisant contracter les vaisseaux, alors que la force du cœur n'est pas encore diminuée), et que les doses modérées abaissent beaucoup moins la tension que les doses fortes (parce qu'elles parésient moins le cœur et les vaisseaux capillaires). Nous voyons même ici que cette parésie avait été assez incomplète après une injection de 5 centigr. pour qu'une seconde injection d'un décigr. fît d'abord remonter la tension, tandis qu'une troisième injection de 2 décigr. trouva les vaso-moteurs assez parésiés pour ne pas faire remonter la tension et continuer à l'abaisser.

Toutefois les vaso-moteurs n'étaient pas totalement paralysés, car le lendemain à midi, alors que la tension se maintenait de 18 à 19 millimètres, on fait une injection de digitaline et la tension remonte immédiatement à 20, 21, 22, 23, 25 millimètres, etc.

20e *Expérience* (16 mars 1873). — On curarise une grenouille pour paralyser les nerfs pneumogastriques, et la tension étant à 22 mill. de mercure, on injecte 2 décigr de propylamine Billault au bas de la patte libre.

Trois minutes après, la tension monte à 23, 24 et 27 mill.

Cinq minutes après, la tension est à 25 mill., avec des oscillations assez amples.

Trente-cinq minutes après, la tension est à 24 et descend à 20 et 19 mill.

Pendant les deux heures suivantes, la tension se maintient aux environs de 18 mill.

Trois heures après la première injection, on injecte deux nouveaux tours de propylamine à la cuisse, et la tension remonte à 20 mill. et retombe bientôt à 18, 17, 15 mill., et reste à ce niveau, autour duquel elle oscille.

Cette expérience paraît établir que ce n'est pas à l'action du pneumogastrique qu'il faut attribuer les variations de tension que détermine la propylamine, puisqu'elles se sont produites ici comme dans les cas où le nerf vague n'est pas paralysé. Peut-être cependant la tension a-t-elle baissé plus lentement que dans les autres cas, ce qui donnerait à penser qu'au début du propylamisme, alors que le centre bulbo-spinal est devenu plus excitable, l'action réfrénante du nerf vague pourrait contribuer à la diminution de tension, alors que le cœur et les vaso-moteurs ne sont pas encore assez parésiés pour en rendre compte.

Nous voyons ici qu'une première injection à dose modérée n'a abaissé la tension que de 1/5 à 1/6 et n'a pas parésié assez les vaso-moteurs et les nerfs ganglionnaires du cœur pour qu'une seconde injection ne fasse remonter passagèrement la tension. Enfin la seconde injection constituant avec la première une dose forte, la tension baisse beaucoup plus fort qu'après la première injection.

Chez une seconde grenouille curarisée, nous observons la même marche dans les variations de tension. Ainsi, la tension étant 35 mill. de mercure et les pulsations 40, on injecte dans la patte libre deux tours ou 2 décigr. de propylamine Billault.

La tension remonte de 5 mill., c'est-à-dire s'élève à 40; elle met trente-cinq minutes à redescendre au niveau normal de 35 mill.; puis elle descend au maximum de 5 mill., c'est-à-dire à 30 mill., où elle oscille pendant deux heures. Donc, l'oscillation ascendante a été plus durable que chez une grenouille non curarisée, et son amplitude a été aussi considérable que celle de l'oscillation descendante.

Deux heures trente minutes après la première injection, la tension étant 30 mill., on injecte trois tours ou 3 décigr. de propylamine à la même patte et au bras; la tension remonte de 5 à 6 mill., c'est-à-dire à 36 mill., descend ensuite jusqu'à 23 ou 24 mill,, par une oscillation descendante, à peine supérieure à l'ascendante, mais beaucoup plus rapidement qu'après la première injection, parce que les nerfs anglionnaires étaient déjà parésiés.

Une heure après cette seconde injection, la tension est remontée à 30 mill., comme auparavant.

Le lendemain matin, elle était tombée à 15 mill.

Ces faits nous obligent à maintenir les réserves que nous avons faites sur la participation possible du pneumogastrique à la diminution de tension et au ralentissement du cœur dans le propylamisme. En effet nous voyons encore ici l'augmentation de tension être plus forte et plus durable que chez les animaux dont le pneumogastrique n'est pas paralysé par le curare. En outre c'est le lendemain de l'expérience, alors que le curarisme a disparu, que la pression artérielle est tombée à la moitié de ce qu'elle était la veille, une heure après la deuxième injection. Ne pourrait-on pas admettre que le nerf vague qui a recouvré son activité, a sa part dans cette diminution consécutive de la tension, comme d'ailleurs l'épuisement des vaso-moteurs et peut-être des muscles vasculaires et cardiaque?

L'expérience suivante où la grenouille est préparée par la section des pneumogastriques paraît avoir la même signification.

21e *Expérience* (25 mars 1873). — Neuf heures cinquante minutes : à une grenouille préparée par la section des nerfs vagues et présentant une tension de 28 à 30 mill., on injecte à la patte libre deux tours ou 2 décigr. de propylamine Billault.

En deux minutes, la tension remonte à 33 et et 40 mill.

Les oscillations sont fortes de 1 mill. 5 à 2 mill., 36 pulsations à la minute.

Six minutes après, tension 34 à 36 mill.

Dix minutes après, injection de quatre nouveaux tours de propylamine.

Très-rapidement, la pression tombe de 35 à 30 mill., comme si le cœur cessait de battre, puis elle retombe au niveau primitif de 35 mill. au bout de cinq minutes; toujours 36 pulsations.

Dix minutes après cette seconde injection, tension 32 à 33,5.

Treize minutes après, la tension tombe à 29 mill., et le cœur semble presque arrêté, tant les oscillations sont faibles; puis l'animal s'agite, et la pression remonte à 32 mill.

20 minutes après, pression à 26 mill.

30 minutes après, pression 28,5 à 29, 5 ; pulsations, 42 (accélération due peut-être à ce que la pièce est chauffée).

Les oscillations cardiaques sont devenues très-faibles, d'un demi-mill.

De temps à autre, on observe des descentes de la pression, accompagnées de faiblesse des pulsations, puis des montées pendant lesquelles les pulsations prennent plus de force.

Quarante-cinq minutes après, la pression descend à 24 mill., avec un affaiblissement très-marqué des pulsations.

Cinquante minutes après, la pression remonte à 29 mill., comme avant expérience.

Dans cette expérience, comme dans celles où les nerfs vagues sont paralysés par le curare, nous voyons encore une ascension plus forte de la pression artérielle qui s'élève de 10 à 12 millimètres de mercure; d'autre part, la diminution de pression met encore environ une demi-heure à se produire, malgré deux injections faites à dix minutes d'intervalle et dont la dernière est très-forte. Enfin l'oscillation descendante de la pression n'a été que de 6 millimètres, environ moitié moins forte que l'oscillation ascendante; nouveau motif de ne pas désintéresser le pneumogastrique dans l'action de la propylamine sur la circulation.

RÉSUMÉ DES EFFETS DE LA PROPYLAMINE SUR LA CIRCULATION.

1° L'action la plus immédiate de cet alcaloïde est la contraction des capillaires par excitation des vaso-moteurs et peut-être des fibres musculaires, qui est déjà très-prononcée deux minutes après une injection sous-cutanée. Comme à ce moment, le cœur conserve sa force normale, que celle-ci est peut-être même un instant accrue par l'excitation des ganglions cardiaques qui est contemporaine de celle des vaso-moteurs, la contraction des capillaires a pour effet constant d'augmenter la tension artérielle, à peu près sans changement dans la fréquence du pouls.

2° Le second effet est une diminution de la tension artérielle dix à trente minutes après l'injection de propylamine, et comme à ce moment les artérioles capillaires restent contractées, ainsi qu'on le constate à la chambre claire et au micromètre et que la force du cœur n'est pas encore notablement affaiblie, il faut admettre que la diminution de tension accompagnée d'un peu de ralentissement du pouls est due à l'excitation des nerfs vagues. En effet c'est à cette période que l'excitabilité bulbo-spinale s'accuse par des palpitations musculaires et des secousses convulsives dont l'excitation des pneumogastriques doit être contemporaine. De plus on constate que dans les cas où l'on sectionne les nerfs vagues ou on les paralyse par le curare, la diminution de la tension artérielle ne se produit que plus tardivement et il en est de même du ralentissement du cœur.

3° A une période plus avancée de l'intoxication et avec les fortes doses, les ganglions cardiaques se parésient et la force du cœur diminue, en même temps que la parésie des vaso-moteurs produit le relâchement des vaisseaux. C'est alors que la diminution de la tension artérielle atteint son maximum et que les battements du cœur sont à la fois plus lents et plus faibles. Ils deviennent irréguliers et intermittents à la fin quand les nerfs ganglionnaires sont paralysés et que le cœur est livré à la seule impulsion des ganglions intracardiaques automoteurs. Aux limites extrêmes de l'empoisonnement, le cœur s'arrête en diastole un certain temps après la perte d'excitabilité du centre nerveux cérébro-rachidien, car nous avons vu que les ganglions sont les derniers centres nerveux à se paralyser, ainsi que cela se passe avec le chloroforme.

La notion physiologique dominante qui se dégage de cette analyse, c'est qu'à toutes les périodes du propylamisme, il y a un amoindrissement marqué de la circulation capillaire, dont la pratique bénéficie pour combattre les fluxions et la fièvre, ainsi qu'on le fait au début du rhumatisme articulaire.

On peut même se demander si ce n'est pas à l'olighémie des centres nerveux plutôt qu'à une action propre de la propylamine sur les éléments nerveux que sont dus les phénomènes de sédation qu'on y observe, tels que le sommeil et la paresse des mouvements volontaires qui se manifestent dès le début et la perte totale d'excitabilité des centres nerveux qui se produit à la fin. Nos expériences sur les oiseaux mettent particulièrement en saillie ce sommeil et cette immobilité qu'accompagne une grande excitabilité de l'animal.

CHAPITRE II.

EXPÉRIENCES SUR LES OISEAUX.

Conditions des expériences.

1° Elles ont été faites exclusivement sur des moineaux, et avec nos deux espèces de propylamine, celle de Billault et celle de Poulenc, déjà employées sur les grenouilles.

2° Nous les avons administrées par injection sous-cutanée, par instillation dans le bec et par inhalation respiratoire. La méthode d'injection sous-dermique nous a donné de beaucoup les résultats les plus exacts, parce qu'elle permet d'éviter la complication d'irritation des voies digestives et respiratoires pour ne laisser subsister que les phénomènes de la diffusion de l'alcaloïde.

3° La dose d'un décigramme ou d'un tour de seringue décimale de propylamine Billault donnée par injection n'est pas toxique pour le moineau; celle de 15 centigrammes de la même substance est constamment mortelle. Un décigramme de propylamine Poulenc également donné par injection, a tué un moineau qui n'avait été qu'endormi et légèrement spasmodisé quelques jours auparavant par la même dose de propylamine Billault. La même différence d'activité entre les deux propylamines s'observe quand on donne l'alcaloïde en inhalation.

Phénomènes du propylamisme chez les oiseaux.

Ils consistent surtout dans un état d'assoupissement et d'absence des mouvements volontaires qui se lie à l'inactivité du cerveau et dans un accroissement d'excitabilité qui peut aller jusqu'aux spasmes et aux convulsions, et qui traduit l'exaltation du centre bulbo-spinal.

1° L'injection des plus faibl s doses, moins d'un décigramme de propylamine Billault se borne à produire le sommeil et l'immobilité, après quelques piétinements sur place, sans spasmes ni convulsions. Néanmoins l'animal est plus excitable, car le moindre bruit lui fait ouvrir les yeux, effectuer quelques petits mouvements, phénomènes qui se reproduisent aussi souvent qu'on répète la même excitation, mais chaque fois l'animal retombe dans un sommeil qui paraît irrésistible. Cet état d'assoupissement dure une demi-heure à deux heures, après quoi l'oiseau plus ou moins éveillé reprend par instant la même immobilité en restant dressé sur ses pattes, ferme les paupières et se rendort jusqu'à ce qu'un nouveau bruit ou qu'un choc l'éveille de nouveau. En un mot, il persiste un certain degré de somnolence pendant plusieurs heures.

2° Si la dose de propylamine injectée est un peu plus forte, un décigramme Billault, l'oiseau présente outre le sommeil et l'absence de mouvement volontaire une excitabilité au bruit et aux chocs beaucoup plus grande encore, et en outre divers phénomènes spasmodiques qui interrompent et retardent le sommeil. Ainsi l'animal injecté et remis sur ses pattes sous une cloche de verre ouverte, fait à peine quelques mouvements comme pour se mettre en équilibre, et aussitôt sa respiration devient forte, ses plumes se dressent par instant, il mâchonne, il cligne, et bientôt après il est pris de hautsle-cœur et finit par vomir à plusieurs reprises et p sente des selles réitérées. Ces signes d'excitabilité et de spasmes sont parfaitement d'accord avec ceux que nous avons observés sur les grenouilles. Lorsqu'ils ont cessé, c'est-à-dire après 10 à 20 minutes, le sommeil de l'animal devient continu et son immobilité complète, et il reste affaissé sur le ventre pendant au moins une heure entr'ouvrant les paupières au moindre bruit ou au plus petit ébranlement, et souvent donnant automatiquement un coup de bec sur la table ou effectuant un léger mouvement de déplacement pour retomber aussitôt dans le sommeil et l'immobilité. Ce n'est-là en réalité qu'une abolition de l'activité volontaire et non de la paralysie, car si on saisit l'animal il fait des efforts pour s'échapper, saute, ou même s'envole pour se rendormir là où il se trouve. Pareillement si on le renverse sur le dos après un instant de résistance il semble s'oublier dans cette position et continuer à y dormir. La flamme projetée sur la patte de l'animal pendant son sommeil, lui fait rétracter cette patte et quelquefois faire un mouvement de tout le corps et ouvrir les paupières. Mais il est infiniment moins excitable à la brulûre qu'au bruit et aux chocs. Le moindre ébranlement suffit pour produire un soubresaut réflexe, tandis que la douleur de la brûlure doit-être assez intense pour arracher le sensorium à l'inactivité du sommeil.

A la suite, l'oiseau éveillé s'assoupit encore par instant, et ce n'est qu'après plusieurs heures qu'il se met à manger. Il est parfaitement rétabli après vingt-quatre heures ; quelques sujets présentent cependant le lendemain un peu de somnolence et plus de paresse à se mouvoir.

3° La dose toxique la plus faible, telle qu'un décigramme de propylamine Poulenc, par injection sous-dermique, produit des phénomènes semblables à ceux précédemment décrits, seulement avec plus d'intensité. C'est ainsi qu'entre cinq et dix minutes après l'injection de propylamine, l'immobilité et le sommeil sont interrompus par de petits accès spasmodiques où l'on voit se succéder la respiration forte et le mâchonnement, l'horriplumation avec secousses du corps, comme celles que font les oiseaux mouillés, et enfin la nausée et le vomissement et presque toujours une évacuation alvine.

Entre dix et vingt minutes, ces petits accès se répètent moins souvent et le sommeil devient plus profond.

Après vingt-cinq minutes, il s'y ajoute des secousses convulsives des ailes avec renversement de la tête, et l'oiseau jusque-là dressé sur ses pattes, s'affaise sur le ventre et la queue, continuant à dormir.

De vingt-cinq à trente minutes, les mouvements convulsifs s'exagèrent, les secousses des ailes et du cou se répètent, l'oiseau tombe sur le côté, les secousses se produisent dans les pattes, et la mort survient au milieu d'un accès convulsif par arrêt de la respiration.

En effet, à l'ouverture du thorax, on trouve le cœur battant complètement ; les ventricules ne s'arrêtent qu'après deux minutes et les oreillettes se contractaient encore après quinze minutes. Les poumons sont d'un rose pâle avec de légères marbrures ecchymotiques. L'animal a donc péri par asphyxie convulsive.

Avec une dose plus forte encore, 15 ou 20 centigrammes de propylamine Billault, l'oiseau remis sur ses pattes après l'injection s'immobilise immédiatement et reste comme pétrifié, paraît prêt de s'endormir, puis présente tout à coup des accès convulsifs au milieu desquels il succombe en trois à dix minutes.

4° L'instillation de la propylamine dans le bec du moineau nous a présenté des phénomènes de même ordre que les précédents, toutefois avec cette particularité que la période de sommeil et d'immobilité était beaucoup moins longue. Ainsi dans un espace de trois heures nous avons endormi à quatre reprises différentes un moineau en lui plaçant dans le bec une très-petite goutte de propylamine Billault chaque fois. La première goutte ne paraissant pas avoir diminué l'activité de l'oiseau, qui continue à voler, on fut obligé de lui instiller deux nouvelles gouttes dans l'espace de vingt minutes pour obtenir la première période de sommeil. Une seule goutte fut ensuite suffisante pour le rendormir presque immédiatement, trois autres fois à une demi-heure d'intervalle. Cet oiseau paraissait rétabli le lendemain ; mais on ne l'a pas vu manger et on le trouva mort le surlendemain, probablement des suites de l'irritation produite sur les premières voies digestives et respiratoires par le contact de l'alcaloïde placé dans le bec.

5° Les inhalations de propylamine peuvent donner les deux résultats obtenus par les injections hypodermiques : soit le sommeil avec suspension des mouvements volontaires et excès d'excitabilité, suivis du rétablissement de l'animal, soit la mort au milieu d'un accès convulsif. Les deux résultats ont été observés sur un même moineau.

Dans une première expérience, on le place sous une cloche de 1 litre, non complètement fermée avec une éponge imbibée de 30 gouttes de propylamine Billault pendant vingt minutes ; l'oiseau vole et ne paraît pas influencé par les vapeurs de l'alcaloïde. Au bout de ce temps, il devient tranquille, s'immobilise, et ferme les paupières, en un mot s'endort en restant dressé sur ses pattes. Pendant vingt minutes, il reste plongé dans le sommeil et l'immobilité, puis il manque de tomber, fait un mouvement pour retablir son équilibre et continue à dormir encore pendant vingt minutes, quoique devenu plus excitable au bruit et aux chocs, car le moindre ébranlement suffit pour lui faire ouvrir un instant les paupières.

Au bout d'une heure, on le saisit avec la main et il s'agite ; cependant maintenu sur le dos pendant quelques secondes, il se rendort dans cette position, retirant la patte quand on la brûle ou qu'on la pince ; mais ne se réveillant et ne se remettant sur ses pattes qu'à l'excitation produite par le bruit ou les mouvements communiqués.

Le lendemain il était bien portant et mangeait comme auparavant, peut-être présentait-il un peu moins d'activité.

Vingt-quatre heures après la première expérience, cet oiseau est soumis à une nouvelle inhalation avec 30 gouttes de propylamine Poulenc. Presqu'immédiatement il est pris de convulsions et il succombe en moins de trois minutes. A l'ouverture : le cœur donne encore des contractions frémissantes des ventricules et des battements des oreillettes, contenant du sang noir beaucoup plus dans le ventricule droit que dans le gauche ; le poumon droit présente une large ecchymose qui enveloppe une partie de sa surface, le poumon gauche est simplement congestionné ;

le foie est volumineux d'un brun foncé, les veines mésentériques fortement injectées (tous signes d'asphyxie, compliquée sans doute de l'irritation produite par les vapeurs de propylamine sur les organes respiratoires).

Nous nous abstenons de rapporter les nombreuses expériences sur les oiseaux qui ont servi de base à la description qui précède. Nous nous bornons à insister de nouveau sur ce fait que les plus faibles doses de propylamine, données soit en inhalations, soit en injections sous-cutanées, soit en instillations dans le bec, ont constamment produit le sommeil avec la suspension des mouvements volontaires, sans spasmes ni convulsions et seulement avec de légers signes d'excitabilité réflexe, Ces derniers nous font présumer qu'il y avait en même temps spasmes vasculaires ainsi qu'on l'a observé directement chez les grenouilles dès le premières minutes du propylamisme; aussi hésitons nous sur la question de savoir s'il faut attribuer le sommeil et la perte d'activité volontaire à l'olighémie cérébrale ou à une action propre de la propylamine sur les cellules nerveuses de l'encéphale.

La seconde action de la propylamine mise en saillie par les expériences sur les oiseaux, c'est la surexcitabilité des centres moteurs bulbo-spinal et ganglionnaires révélée par les contractions incessantes de l'estomac et de l'intestin, des muscles de la peau, etc., et finalement par les secousses convulsives aboutissant aux convulsions tétaniques qui tuent l'oiseau par arrêt de la respiration.

La parésie et même la paralysie des nerfs moteurs et des muscles observées chez les grenouilles, ne se voient pas chez les oiseaux parce qu'ils ne franchissent pas la période des convulsions, qui les tue par asphyxie spasmodique avant l'époque à laquelle se produit la diminution d'excitabilité des nerfs et d'irritabilité des muscles.

Notons en terminant qu'il existe un certain degré de parésie de la sensibilité, car l'excitabilité réflexe n'est que faiblement mise en jeu par la brûlure des pattes, tandis qu'elle se manifeste très-forte et très-prompte aux moindres ébranlements

CHAPITRE III.

EXPÉRIENCES SUR LES MAMMIFÈRES.

Pour éviter de donner à ce travail des proportions exagérées, nous nous bornerons à rappeler plusieurs expériences faites sur un même lapin au moyen de la propylamine Poulenc, qui résument tous les essais que nous avons faits sur les mammifères, après quoi nous relaterons une de nos expériences faites sur les chiens dans le but spécial d'étudier les modifications de la tension artérielle sous l'influence de la propylamine.

22e *Expérience* (comprenant quatre expériences successives sur un même lapin.

1re *Expérience*, 16 février 1873. — Dix heures quarante-cinq minutes : injection de 1 décigramme de propylamine Poulenc au côté externe de la cuisse droite. Presque immédiatement deux évacuations alvines accusant les contractions de l'intestin.

Onze heures : 2 nouveaux décigrammes à la cuisse; nouvelles évacuations alvines et après quelques minutes on constate parallèlement la pâleur du réseau capillaire des oreilles et de la tendance au sommeil, cœur plus petit et palpitations des muscles du cou au toucher.

Onze heures vingt minutes : Injection de 3 nouveaux décigrammes, en tout 6 décigrammes.

Pendant une heure qu'on observe le lapin, il se produit encore plusieurs évacuations alvines, il persiste un peu d'excès de réactivité motrice quand on lui percute le cou ou les épaules. Il y a eu aussi des contractions spontanées, des espèces de tremblements du cou et des mâchoires, la respiration forte et les oreilles raides.

La patte droite, injectée, traîne sur la face dorsale des doigts, et elle est moins sensible à la piqûre.

2e *Expérience*, quatre jours après la 1re, le 20 février. — On constate que le lapin est bien portant, seulement la plaie d'injection à la cuisse est fétide et gangréneuse, la patte rétractée et inhabile à se mouvoir, moins sensible.

On note 180 battements du cœur par minute, 80 à 90 respirations, 39 degrés de température rectale.

A neuf heures: injection de six tours de seringue ou de 6 déci au flanc droit.

A neuf heures dix minutes: 180 battements du cœur, oreilles un peu plus froides; respiration plus forte.

A neuf heures quinze minutes: 156 battements du cœur; oreilles manifestement plus froides et avec un réseau capillaire beaucoup moins visible.

De neuf heures vingt-cinq à neuf heures trente-cinq: le thermomètre est placé dans le rectum; déjà après une minute il marque 39°, monte à 39° 4 dixièmes, après deux minutes à la suite d'une vive agitation de l'animal, il est vrai. Après cinq minutes la température est revenue à 30° 2 dixièmes et reste telle pendant cinq minutes.

A neuf heures quarante minutes: on injecte au même côté droit du tronc 1 gr. de propylamine en deux endroits.

De neuf heures cinquante-cinq à dix heures dix minutes on constate:

1° Que les battements du cœur deviennent par intervalle frémissants et à peine sensibles à la main, puis ils redeviennent nets et réguliers, de 160 à 180 par minute.

2° Au moment des frémissements cardiaques, la respiration devient haletante et elle reste haute dans les intervalles. Les muscles du cou et des épaules palpitent quand on place la main sur cette région, mais non ceux des flancs et du train postérieur. L'animal est abattu.

3° Les oreilles sont froides et leur réseau capillaire à peu près exsangue, si bien qu'à la piqûre on ne peut pas tirer du sang.

Il y a peut-être une certaine parésie de la sensibilité.

A onze heures vingt cinq minutes: l'état du lapin étant à peu près le même, on prend la température rectale; en une minute elle monte à 39° 8 dixièmes et elle y reste pendant les quatre minutes que dure l'observation.

3° *Expérience*, 21 février 1873. — Le lapin paraît bien portant, à l'exception de sa patte toujours retractée et avec une plaie fétide, tandis que les injections de la veille faites sur le flanc droit n'ont pas donné de plaie. Le lapin a extraordinairement uriné depuis hier et il a présenté un peu de diarrhée, néanmoins il a mangé. 180 pulsations et 39° dans le rectum.

A neuf heures du soir, on découvre la veine jugulaire gauche, et à neuf heures cinq minutes on y injecte en deux minutes 15 centigr. de propylamine.

Immédiatement l'animal s'agite, pousse des cris, et est pris d'accès convulsifs accompagnés de palpitations de tous les membres et de resserrement de la pupille à chaque secousse.

Au bout de deux minutes, à neuf heures neuf minutes, les convulsions cessent de se répéter d'une façon continue; tout le corps est dans la résolution ; il y a 80 respirations, 102 battements du cœur. Les pupilles sont contractées et les paupières se ferment au toucher de la cornée; il se produit par intervalle des secousses convulsives générales et surtout une sorte de hoquet provenant des secousses du diaphragme très-prononcées sous la main ; les oreilles sont froides et très-peu vascularisées.

Après dix-sept minutes, à neuf heures vingt-deux minutes le cœur bat toujours 102, tout le corps est dans la résolution musculaire la plus complète avec pupilles revenues à leur dimension normale; l'animal paraît plongé dans le sommeil.

En effet, on incise la peau à la cuisse gauche, pour y découvrir le sciatique, sans provoquer de mouvements de l'animal; les muscles touchés par le bistouri se contractent isolément; mais quand on en vient à l'isolément du nerf sciatique, l'animal fait une tentative vigoureuse pour se relever et on est obligé de le contenir. A l'électrisation du sciatique isolé au moyen de la pince de Gaiffe, il se produit des secousses dans la patte correspondante et dans tout le corps, preuve que l'animal est plutôt endormi que paralysé de la sensibilité et du mouvement.

En effet, trente minutes après l'injection à la suite de la suture de la plaie que l'on n'a pu faire qu'en maintenant l'animal, on le place par terre et il se met à marcher en traînant les membres postérieurs dont le droit est lesé par la plaie gangréneuse d'une ancienne injection et dont le gauche vient d'être opéré. Mais dès qu'on laisse l'animal en repos, il s'arrête, ferme plus ou moins complètement les paupières et s'endort dans la résolution. Un choc sur le parquet le fait lever subitement; mais après quelques pas il se rendort; le simple toucher du corps lui fait ouvrir les paupières. La respiration est à 70 et modérée ; les battements du cœur sont petits, insensibles par intervalle, incomptables. Les oreilles sont toujours très-peu vascularisées, la surface du corps manifestement refroidie au toucher; l'expiration exhale une odeur propylamique.

Une heure après l'injection de la triméthylamine dans la jugulaire, à dix heures cinq minutes on introduit le thermomètre dans le rectum du lapin, et l'animal se rendort malgré la présence de l'instrument.

Après cinq minutes de séjour, le thermomètre marque 36°,8 dixièmes; monte à 37°,4 dixièmes par les mouvements de l'animal et redescend en quelques minutes à 37°2 où il s'arrête. Ceci fait donc ressortir un abaissement de 2 degrés de la tem. pérature rectale.

A la suite, on essaie encore envain de compter les battements du cœur qui ne sont par instant que des frémissements, un retour d'excitabilité réflexe s'annonce par les vibrations des muscles à la percussion ou même au simple toucher.

Après une heure quarante minutes, à dix heures quarante-cinq minutes, le lapin reste immobile, les yeux ouverts, tressaillant quand on lui percute légèrement le dos, faisant un ou deux sauts au bruit prononcé d'une chaise et ne se déplaçant plus à la répétition de la même excitation ; les sauts sont réflexes comme ceux d'une grenouille privée de cerveau ; l'animal semble dépourvu d'activité volontaire. Les pupilles sont maintenant un peu contractées ; la respiration est à 80 ; les battements du cœur, redevenus sensibles, sont au nombre de 110 ; le corps de l'animal est peut-être un peu moins froid au toucher, et le réseau vasculaire des oreilles très-pâle.

Après deux heures, à onze heures cinq minutes, le lapin est dans le même état, il continue à rester immobile, affaissé sur le ventre ou le côté, paraissant toujours en proie à un sommeil irrésistible, dont on le fait cependant sortir très-facilement par les actions réflexes de surprise ; le cœur est à 108 et le corps toujours refroidi. On cesse d'observer l'animal pendant la nuit.

4° *Expérience* du 22 février 1873. — A huit heures vingt minutes du soir, on constate que ce lapin qui a servi aux trois expériences précédentes est amaigri et conserve un peu d'indolence. Il présente 60 respirations, 150 pulsations du cœur et la température rectale est de 38°,5. Il paraît donc avoir conservé un reste de cédation de la circulation et de la chaleur, produite à un degré intense dans l'expérience de la veille.

De huit heures quarante-cinq à huit heures cinquante, on injecte dans la fémorale gauche 1 gr. de propylamine ; mais il en ressort une grande partie et l'on ne sait ce qui en a pénétré dans la circulation.

Le lapin se dresse sur ses pattes et bientôt s'affaisse sur le ventre, immobile, la respiration forte, à 75° par minute.

A neuf heures le lapin est étendu sur le ventre, la tête inclinée sur le côté et les oreilles couchées sur le dos ; il paraît endormi, mais relève la tête et ouvre les yeux dès qu'on le touche ; 70 respirations et 110 pulsations du cœur par minute (ce qui est déjà un ralentissement très-marqué) ; la pupille est très-légèrement dilatée et les paupières se ferment au toucher de la cornée.

A neuf heures vingt minutes la température rectale est à 36°,5, faisant ressortir un abaissement de 2° (en moins d'une demi-heure).

A la suite de cela, on injecte lentement dans une partie plus élevée de la fémorale 6 décigr. de propylamine sans qu'il en ressorte. Aussi le lapin est-il immédiatement pris de violentes palpitations musculaires et de convulsions tétaniques, et comme on continue à injecter encore deux tours de seringue ou 20 centigr., la respiration s'arrête, les pupilles fortement contractées, les palpitations musculaires de tout le corps continuant, les mouvements péristaltiques de l'intestin se dessinant fortement à travers les parois abdominales, le cœur battant encore sur une étroite surface.

Cinq minutes plus tard, à neuf heures cinquante minutes, on cesse de sentir les battements du cœur; on ouvre la poitrine et on trouve le cœur battant très-bien des oreillettes et du ventricule droit qui est plein de sang, mais non du ventricule gauche qui est contracté et vide. Ces battements durent encore pendant dix minutes et à plusieurs reprises sont très-nettement ralentis par l'application de la pince électrique sur le pneumogastrique. La mort avait été trop rapide pour que ce nerf ait pu se paralyser, comme c'est la règle chez les animaux qui succombent dans la période de convulsions; par conséquent, l'action modératrice du nerf vague a pu intervenir dans le ralentissement du cœur constaté au début de cette quatrième expérience.

Les intestins, découverts quinze minutes après la mort, grouillent encore, animés de mouvements vermiculaires très-prononcés, qui se prolongent encore longtemps; ils ne présentent pas d'injection vasculaire. L'estomac est rempli d'aliments; la vessie est pleine d'urine et se contracte par la pince électrique.

Les poumons sont très-pâles avec quelques légères ecchymoses; les gros vaisseaux placés en arrière d'eux sont pleins de sang, ainsi l'artère pulmonaire, le cœur droit, les veines caves et le foie. Au contraire, au delà des poumons, les vaisseaux sont vides: ainsi les quatre veines pulmonaires sont blanches et exsangues et le ventricule gauche ne laisse pas couler une goutte de sang à l'incision, excepté à la suite de la pression de l'oreillette gauche qui s'affaisse immédiatement. Ces lésions ne peuvent laisser de doute sur la mort de l'animal par asphyxie convulsive.

L'examen des centres nerveux donne lieu à une constatation des plus importantes; le réseau vasculaire des méninges rachidienne et cérébrale est presque complètement exsangue; en beaucoup de points il ne contient pas de sang et en appuyant sur les vaisseaux qui en contiennent, on le fait cheminer à travers ce réseau dont les parois sont affaissées; les veines de la substance grise paraissent injectées, il est vrai, mais c'est là un résultat de l'asphyxie. Cette olighémie si prononcée des centres nerveux nous ramène encore à la question de savoir si la perte d'activité volontaire, et avec des doses suffisantes d'activité réflexe, doit être attribuée à ce défaut de circulation ou à une action propre de la propylamine sur les éléments nerveux. Quand on songe à l'analogie que présentent ces phénomènes avec l'action du froid, et d'un certain nombre de médicaments, on est tenté de se prononcer pour l'olighémie. C'est ainsi qu'il n'est pas jusqu'au café lui-même, l'antisoporifique par excellence, que nous n'ayons vu produire, presque aussitôt son ingestion à très-forte dose, un état de somnolence irrésistible accompagné des phénomènes d'excitabilité motrice qui ne manquent pas d'analogie avec ceux de la propylamine, de l'ergotine, etc.

Ceci ramènerait à l'unité d'action de la propylamine, l'action excito-motrice, traduite par les convulsions des hautes doses et par la vaso-motricité des plus faibles doses.

RÉSUMÉ DE L'ACTION DE LA PROPYLAMINE SUR LE LAPIN.

Nous n'avons rendu compte que de nos expériences sur un seul lapin parce que nous avons pu y produire le propylamisme à tous ses degrés.

A. Avec la dose de 6 décigr. injectés dans le tissu cellulaire de la cuisse, nous avons obtenu les effets des *plus faibles doses*, savoir: une très-légère augmentation de l'excitabilité n'allant pas au delà de la production d'évacuations alvines répétées; la sédation de la circulation centrale et capillaire et la tendance au calme somnolent.

Avec la dose plus forte d'un gramme 60, également par injection hypodermique, les mêmes effets se sont produits avec un accroissement plus grand de l'excitabilité réflexe, une atteinte plus prononcée du cœur dont les battements arrivent à être frémissants et indistincts et une dépression très-grande de la circulation périphérique, qui en diminuant la perte de chaleur à la surface du corps explique l'accroissement de la température rectale de quelques dixièmes de degré.

B. Les injections hypodermiques ne paraissant pas devoir nous donner des résultats plus intenses et l'ingestion gastrique nous en ayant encore donné moins dans d'autres essais, nous avons recours dans la troisième expérience à l'injection de 3 décigr. de propylamine dans la jugulaire, et nous obtenons les effets très-nets des doses toxiques non mortelles.

1° Une période de convulsions violentes qui commence à la fin de l'injection et dure quelques minutes.

2° Une seconde période de résolution musculaire générale et de somnolence, interrompue seulement au début par quelques secousses des membres et du diaphragme, et accompagnée d'une excitabilité réflexe persistante. Cette période dure plusieurs heures.

3° Dès les premières minutes, les battements du cœur sont ralentis de plus des deux cinquièmes, et, plus tard, ils deviennent faibles, intermittents, frémissants et imperceptibles au plus fort de la résolution générale. Les capillaires des oreilles sont exsangues, au point qu'on n'en peut tirer une goutte de sang par les piqûres. Enfin, au bout d'une heure, la température rectale s'était abaissée de plus de 2 degrés.

Cependant l'animal était à peu près rétabli le lendemain, ne conservant qu'un peu de ralentissement du cœur, d'abaissement de la température et de diminution d'activité; il a rendu une quantité considérable d'urine et présenté un peu de diarrhée; il a bien mangé.

On pratique sur lui une dernière expérience par injection de la propylamine dans la veine fémorale.

Dans une première phase, l'injection pénètre peu et réalise la forme légère du propylamisme, où il y a simplement abattement et somnolence, avec une dépression très-forte de la circulation et un abaissement marqué de la température.

La seconde injection pratiquée une heure après, fait pénétrer 60 à 80 centigr. de propylamine dans la fémorale. Les convulsions éclatent à la fin de l'injection et tuent immééiatement l'animal par asphyxie mécanique, ainsi que le prouve la persistance des battements du cœur pendant environ quinze minutes, et les lésions de l'asphyxie.

On a pu noter la persistance de l'activité du pneumo-gastrique, qui dès lors avait dû avoir sa part d'action dans le ralentissement du cœur produit par la première injection faite une heure auparavant. On a aussi trouvé le réseau capillaire des méninges presque exsangue, fait qui peut suffire à expliquer la diminution finale d'activité des centres nerveux.

Nos autres expériences sur les mammifères ont pour objet exclusif l'étude de l'action de la propylamine sur la tension artérielle. Nous n'en donnerons qu'un court aperçu, attendu qu'elles confirment ce que nous avons déjà établi sur les grenouilles : une courte élévation de la tension, bientôt suivie d'une dépression plus forte et plus durable. Ces résultats ont été très-tranchés quand nous avons injecté la propylamine dans les veines et sensiblement nuls quand nous l'avons administrée par l'estomac, parce que les chiens la vomissent et que les lapins l'absorbent très-lentement.

23e *Expérience*, 25 février 1873.—Sur un chien de moyenne taille, ayant 72 pulsations, et dont la tension dans la carotide oscille au repos de 14 à 15 centimètres de mercure, montant dans les efforts jusqu'à 20 et 22 centimètres.

A cinq heures on injecte dans l'estomac 5 grammes de propylamine Billault dissoute dans 20 grammes d'eau.

Dix minutes après, le chien vomit la propylamine avec du mucus.

Cependant, à 6 heures 9 minutes, le pouls est descendu à 68 pulsations; la tension est de 12 à 14 centimètres, et l'animal est dans un calme profond.

A huit heures, le chien, que l'on avait quitté, est trouvé sommeillant, mais s'éveille à la moindre excitation. Donc, malgré la très-faible absorption qui a dû avoir lieu, ce chien présente les deux phénomènes constants des faibles doses, savoir : le ralentissement du cœur et le calme de la somnolence.

On lui fait alors une injection sous-cutanée de curare pour l'immobiliser, et on pratique la respiration artificielle au moyen du moteur hydraulique et du soufflet.

A huit heures 35 minutes, le chien étant sous l'influence du curare, présente 200 pulsations, et la pression est de 14 à 15 centimètres; alors on lui injecte dans la veine fémorale 1 centimètre cube de propylamine dissous dans 5 centimètres cubes d'eau.

Quinze minutes après, à huit heures cinquante minutes, le pouls est tombé à 120, et la tension monte à 15 et 16 centimètres, avec oscillations cardiaques inégales de force et d'amplitude.

Déjà, à neuf heures dix minutes, les battements du cœur sont revenus à 200, et la tension est de 13,5 à 14,5. On remarquera que le ralentissement du cœur est beaucoup plus persistant quand les nerfs vagues ne sont pas paralysés par le curare, ce qui ne permet guère de les désintéresser dans le phénomène.

A ce moment, on injecte dans la veine 2 centimètres cubes de propylamine, mêlée à partie égale d'eau; l'injection est à peine terminée, que les battements du cœur son très-diminués et que la tension monte.

Quinze minutes après, il y a 100 pulsations à la minute, et la tension monte à 17, 18 et 20 centimètres, avec des oscillations plus amples et toujours inégales.

Ce ralentissement de moitié des pulsations est évidemment dû à la contraction des capillaires, et l'augmentation de tension résulte de la même cause, ainsi que d'un surcroît de l'action du cœur, puisque les nerfs vagues sont parésiés. Ici encore ces effets sont passagers, car, trente-cinq minutes après l'injection, les battements du cœur sont revenus à 200 par minute, et la tension est de 14 à 15 centimètres.

A dix heures vingt minutes, on commence l'injection dans la veine de 5 centimètres cubes de propylamine mêlée à 5 centimètres cubes d'eau. En quatre minutes, on n'avait injecté que la moitié du liquide, lorsque la pression monte à 17, 18, 22, 25 et 27 centimètres, c'est-à-dire au double ; puis elle tombe, par de grandes saccades, à 12 et 11 centimètres, remonte à 16 et 17. En même temps, les battements du cœur deviennent très-lents, et la tension tombe à zéro ; le cœur est arrêté, paralysé par l'action directe de la propylamine, qui, grâce à la respiration artificielle, a pu être injectée aux doses énormes où elle détruit l'irritabilité des muscles qu'elle touche. Or, le cœur est le premier touché par l'alcaloïde injecté dans la veine. Si le chien n'eût pas été curarisé, il eût succombé à l'asphyxie convulsive, comme le lapin de l'expérience précédente, à une période beaucoup moins avancée et avec des doses beaucoup moindres.

D'autres expériences sur les chiens curarisés ne nous ont pas révélé de faits nouveaux. Nous en mentionnerons une où 10 gr. de propylamine Billault mêlée à 50 gr. d'eau injectés dans l'estomac ne produisent que des effets très-faibles pendant une demi-heure après laquelle on fut obligé d'injecter l'alcaloïde dans la veine fémorale pour obtenir les modifications du pouls et de la tension. Chez un autre chien curarisé, qui reçut 4 centimètres cubes de propylamine étendue de partie égale d'eau en 3 injections dans la veine fémorale, on prit les tracés des oscillations de la tension artérielle, et on fit les mêmes constatations que chez le chien de l'expérience 25, si ce n'est que la tension ne tomba pas au-dessous de 9 centimètres, c'est-à-dire que l'empoisonnement ne fut pas poussé jusqu'à l'arrêt du cœur. Mais on remarqua des irrégularités et des intermittences de ces battements, des espèces de temps d'arrêt, durant vingt à trente secondes, et donnant lieu à une chute subite et passagère de la tension de 6 centimètres de mercure. Ces temps d'arrêt du cœur constituent l'accident ultime du propylamisme, le plus voisin de la suspension définitive des contractions cardiaques. Enfin chez tous les chiens soumis à ces expériences, nous avons observé parallèlement à la contraction des vaisseaux capillaires qui ralentit le pouls et augmente la tension, des contractions intestinales et vésicales ; tous ont des évacuations alvines et des mictions répétées.

Chez les lapins, le principal fait à relever, c'est l'absence presque complète d'action de la propylamine administrée par l'estomac. Chez un de ces animaux, nous avons injecté dans l'estomac une solution de 5 gr. de propylamine dans 15 gr. d'eau, et les tracés de la tension carotidienne, pris avant, pendant, et douze heures après l'injection, n'ont présenté aucune différence importante.

CHAPITRE IV.

EXPÉRIENCES AVEC LE CHLORHYDRATE DE TRIMÉTHYLAMINE.

Des objections sérieuses peuvent être faites à l'emploi médical de la propylamine. La première, c'est l'odeur répugnante de cette substance et l'altérabilité de la solution donnée sous le nom de propylamine ou de triméthylamine, soit par évaporation soit par décomposition d'une partie de l'alcaloïde. De là l'idée de fixer cette base et d'en détruire l'odeur en la convertissant en sel qui aurait en outre l'avantage de former un composé défini et par conséquent un médicament identique.

Entre autres efforts tentés dans ce sens, il faut citer la préparation du chlorhydrate de triméthylamine. Mais la question qui se présente immédiatement à résoudre est de savoir si le sel agit comme l'alcaloïde libre. Nous avons fait à ce sujet quelques expériences avec le chlorhydrate de triméthylamine liquide que nous devons à l'obligeance de M. Dujardin-Beaumetz.

Notons tout de suite que ce produit nous avait été remis le 6 février et que nous ne l'avons expérimenté sur les animaux que près de deux mois et demi après. Les effets n'en ont pas moins été très-sensibles, semblables à ceux de la propylamine et par conséquent ce sel liquide se conserve mieux que la solution de l'alcaloïde libre. Ce sel n'a d'ailleurs presque pas d'odeur propylamique ; seulement il est très-imparfait, puisque n'ayant pas été cristallisé, il laisse subsister le mélange d'ammoniaque, de triméthylamine et de propylamine qui constitue la substance jusqu'à présent fournie par la droguerie. Voici quelques unes de nos expériences.

24e *Expérience, sur des souris*, 13 avril 1873. — A une première souris, on injecta à la hanche gauche trois tours de seringue ou 30 centigrammes de chlorhydrate de triméthylamine liquide.

Après deux ou trois minutes, la patte injectée est traînante et insensible; la souris reste immobile et tremblante, la respiration haletante.

Après huit minutes, la respiration est très-ralentie; il s'ajoute au tremblement des secousses convulsives, puis des convulsions tétaniques qui tuent la souris par arrêt de la respiration, 9 minutes après l'injection.

A l'ouverture du thorax, on trouve le cœur battant des ventricules et des oreillettes et les poumons très-pâles.

A une deuxième souris, on injecte à la hanche gauche deux tours ou 20 centigrammes de chlorhydrate de triméthylamine.

Elle présente les mêmes phénomènes que la précédente, et en particulier l'immobilité et les tremblements au bout de deux minutes. En outre, elle a plusieurs mictions et défécations, de la mousse à la bouche, une sorte de résolution paralytique. A la fin, les secousses convulsives et les convulsions tétaniques arrivent, et la respiration s'arrête après treize minutes. A l'ouverture, on trouve le cœur battant et les poumons très-pâles, exsangues.

Sur une troisième souris, on se propose d'obtenir la forme non convulsive du propylamisme, en n'injectant qu'un seul tour ou 10 centigrammes de chlorhydrate de triméthylamine au-dessous de la hanche. Mais les tremblements et les convulsions se produisent immédiatement, et la souris meurt en trois minutes. A l'ouverture, les ventricules du cœur sont arrêtés, et en disséquant le point injecté, on trouve une petite extravasation sanguine prouvant qu'une veine a dû être ouverte, et qu'une partie du médicament a été injectée dans la circulation et a paralysé le cœur, comme nous l'avons vu avec la propylamine chez les chiens curarisés.

Sur le moineau, nous avons également produit la forme convulsive de l'empoisonnement en injectant dans le tissu cellulaire sous-cutané 1 décigramme de chlorhydrate de triméthylamine. Or, on se rappelle que la même dose de propylamine Billault n'était pas mortelle et ne donnait lieu qu'à la forme soporifique du propylamisme, avec un excès d'excitabilité au bruit et aux chocs. 1 décigramme de propylamine Poulenc tua le moineau, avec des spasmes et des convulsions en trente minutes seulement, et l'on va voir qu'avec le chlorhydrate de triméthylamine il succombe en quatre minutes.

25e *Expérience*, 20 avril 1873.— A un moineau, on injecte au côté droit 10 centigrammes de chlorhydrate de propylamine, et on le met en liberté dans une cloche de verre ouverte. Un instant il vole pour s'échapper, puis il s'affaisse haletant.

De une à deux minutes, il présente des secousses, avec renversement de la tête en arrière; puis un accès convulsif général, après lequel il tombe sur le ventre, les pattes étendues, et la respiration lente.

Après trois minutes, nouvelles secousses et convulsions générales amenant la mort en quatre minutes.

On le voit, le sel propylamique tue par convulsions les oiseaux et les petits mammifères, comme le fait l'alcaloïde libre. Cependant sur les grenouilles l'excitabilité réflexe et les convulsions ont été beaucoup moins marquées avec le chlorhydrate de triméthylamine tandis que les phénomènes de dépression circulatoire se sont montrés à leur plus haut degré en même temps que l'immobilité de l'animal. Il n'y a pas eu non plus cette modification des hématies consistant dans l'agglutination à leur surface des petits corps brillants du sérum que produit constamment la propylamine libre.

Nous ne citerons que deux de nos expériences, l'une par injection sous-cutanée, l'autre par instillations dans la bouche.

26e *Expérience*, 20 avril 1873. — Douze heures : à une forte grenouille verte, très-vigoureuse, on injecte au bas de la jambe droite 30 centigrammes de chlorhydrate de triméthylamine, et on met la grenouille en liberté dans une cloche de verre ouverte. La grenouille commence par sauter et se promener autour de la cloche pour essayer d'en sortir.

Après dix minutes, la grenouille est tranquille, immobile, les pattes rapprochées du corps et les membranes de la patte injectée tendues (par irritation locale du nerf et des muscles); la respiration des flancs est presque nulle, et l'hyoïdienne très-lente; les pupilles fortement dilatées.

Après vingt minutes, les membranes de la patte injectée sont détendues, et la paralysie névro-musculaire locale se consomme; les paupières sont fermées et l'immobilité complète, exactement comme avec la propylamine. Cependant, lorsqu'on saisit la grenouille, elle se défend vigoureusement, mais passagèrement, car, maintenue en place, elle y reste immobile.

On soumet les membranes interdigitales de la patte gauche, non injectée, à l'examen microscopique, et l'on constate que dans toutes le réseau capillaire est effacé, très-pâle et presque exsangue; partout la circulation y est arrêtée; en même temps, on n'aperçoit pas les battements du cœur à l'extérieur. C'est que le cœur est très-petit, comme on le constate à l'ouverture, et ce n'est pas son défaut d'action qui peut expliquer l'arrêt de la circulation capillaire, car il donne 42 battements complets à la minute. Il est donc rationnel d'attribuer l'olighémie des capillaires au resserrement actif des vaisseaux par l'irritation des vaso-moteurs, et pareillement le resserrement du cœur à l'excitation de ses ganglions. Dans aucune de nos expériences avec la propylamine libre, nous n'avons constaté cet effet vaso-moteur à un degré aussi intense et en aussi peu de temps après l'injection du médicament. Ajoutons que cet effet a été constant dans toutes les expériences avec le sel propylamique; ce qui ne manque pas d'importance pour le traitement des fluxions sanguines.

La sensibilité est conservée, excepté à la patte injectée, comme avec la propylamine.

Après trois heures trente minutes, la grenouille continue à rester immobile dans l'attitude normale, les paupières entr'ouvertes et la pupille dilatée, sans respiration des flancs, avec une respiration hyoïdienne lente et faible, le cœur toujours petit, battant 18 fois à la minute. Si on saisit la grenouille, elle se défend vigoureusement, et bientôt retombe dans l'immobilité; la sensibilité est conservée, quoique un peu lente; il n'y a pas de palpitations musculaires ni de convulsions aux diverses excitations.

Après cinq heures, la grenouille est dans le même état d'immobilité, le cœur ne donnant plus que 9 battements par minute. En la déplaçant, on fait naître des palpitations musculaires, et bientôt des secousses convulsives légères, excepté dans la patte injectée.

Après six heures, les secousses convulsives sont très-nettes, mais d'une intensité médiocre, à chaque ébranlement de la grenouille.

Après neuf heures, les secousses convulsives ont cessé, et la grenouille ne réagit plus à aucune excitation; les pupilles ne sont plus dilatées; le cœur, moins petit, donne 4 pulsations par minute; on aperçoit encore un léger mouvement de la gorge; les muscles de la cuisse non injectée répondent faiblement, mais nettement, à la pince électique, et le nerf sciatique y répond plus faiblement encore. Donc, comme avec la propylamine, la parésie des nerfs moteurs est plus avancée que celle des muscles, et l'absence de réaction indique aussi que les centres nerveux perdent leur excitabilité avant les nerfs eux-mêmes.

Après vingt heures, on trouve le cœur arrêté et inexcitable, et il en est de même des autres muscles et des nerfs.

Dans une autre expérience, une forte grenouille verte reçoit 20 centigrammes de chlorhydrate de triméthylamine dans la bouche, en deux fois, à la suite de quoi elle a présenté comme des haut-le-corps à plusieurs reprises et du gonflement de la gorge. Elle offre d'ailleurs des symptômes analogues à ceux de la grenouille précédente.

Ainsi, après trente minutes, la grenouille est immobile, les paupières fermées et la pupille dilatée, sans respiration des flancs, qui sont resserrés; elle se défend quand on la saisit; on ne voit pas le cœur à l'extérieur; à l'ouverture, il est petit, et donne 38 battements à la minute; les vaisseaux capillaires sont presque exsangues, et la circulation y est totalement arrêtée; les globules sanguins ne présentent pas l'aspect tacheté et granulé qu'ils ont avec la propylamine.

Après trois heures trente minutes, la grenouille est toujours immobile et comme engourdie, mais excitable et résistant quand on la saisit, sans secousses convulsives; 30 battements du cœur à la minute.

Après cinq heures, 18 pulsations du cœur par minute; la grenouille est en voie de retour, car il y a respiration hyoïdenne et même des flancs, et, quoique immobile, les paupières à demi fermées, elle se défend quand on la saisit, et même fait un saut, pour retomber aussitôt dans l'immobilité.

Après neuf heures, le cœur donne 40 pulsations; la grenouille respire, même des flancs; elle saute quand on l'excite, quoique ses entrailles lui sortent du corps.

Ce cas d'administration de la substance par la bouche d'une dose moins forte que chez la première grenouille nous offre le phénomène principal, la réduction et même l'arrêt de la circulation capillaire avec ralentissement et contraction du cœur; mais la dose n'a pas été suffisante pour produire des convulsions, et la grenouille se serait rétablie, comme nous l'avons vu chez d'autres qui n'ont pas été mutilées pour suivre les mouvements du cœur.

Arrivé à ce point de notre travail, nous nous proposions d'expérimenter à part chacune des substances que l'on trouve dans la propylamine commerciale, savoir, l'ammoniaque, la triméthylamine et la propylamine véritable.

En ce qui concerne l'ammoniaque, nous étions déjà renseigné par les expériences faites par notre savant maître, le professeur Béhier, et par son chef de clinique, M. Liouville. Ces expériences ont consisté dans des injections sous-cutanées de carbonate d'ammoniaque faites à des lapins et à des cobayes. Ces animaux, peu de temps après l'injection, poussent des cris aigus et présentent des convulsions épileptiformes, tombent dans le coma et peuvent revenir à la vie quand la dose a été inférieure à 2 grammes. Le phénomène le plus remarquable, est un abaissement de température qui, de 40 degrés, peut descendre à 32 en quelques heures. Ces résultats sont conformes à ceux qu'avaient obtenus Billroth et Weber en 1864 et 1865. (Société de biologie, 15 mars 1873.)

En ce qui concerne la propylamine et la triméthylamine, notre intention était de les préparer nous-même, grâce au précieux concours du savant professeur agrégé de la Faculté, M. Gautier. Nous avons commencé par la préparation de la propylamine de Mendius, dans laquelle nous avons échoué, n'ayant obtenu qu'une petite quantité d'un liquide mal défini. Le temps et les moyens nous manquant pour recommencer notre préparation avec plus de soin, et la direction plus immédiate de M. Gautier qui en eût assuré le succès ; nous nous voyons, à regret, obligé de renvoyer la suite de cette étude analytique à une époque ultérieure.

RÉSUMÉ DES EFFETS DE LA PROPYLAMINE SUR L'HOMME.

1° L'action irritante locale de la propylamine a été notée par tous les observateurs ; elle est très-marquée sur les muqueuses, tandis qu'elle est presque nulle sur la peau. Cependant, les frictions de propylamine peuvent calmer l'hyperesthésie articulaire, comme l'a observé M. Guibert sur lui-même, soit par la révulsion que produit l'action rubéfiante, soit par l'action analgésique très-réelle que démontrent nos expériences sur les animaux.

Sur le tube digestif, les doses inférieures à 2 grammes, diluées dans une potion et administrées par prises fractionnées, sont généralement bien supportées, et l'irritation qu'elles produisent ne dépasse pas d'ordinaire l'excitation fonctionnelle qui s'accuse par un retour de l'appétit, ainsi qu'on le voit dans plusieurs de nos observations et dans celles de la plupart des expérimentateurs. A 2 grammes et au delà, il n'est pas rare d'observer des phénomènes d'irritation, tels que ardeur dans la gorge et dans l'estomac ou bien de la diarrhée que nous avons vue chez deux de nos malades.

2° Les effets d'absorption les plus remarquables sont : le ralentissement et la dépression du pouls; l'abaissement de la température et la diminution de l'urée (Fargier-Lagrange, Bouchard, etc.); enfin, la sédation nerveuse que révèle le prompt apaisement des douleurs, souvent dès le deuxième jour du traitement. Ces phénomènes se sont imposés par leur netteté et leur constance à tous les observateurs, et ils sont pleinement confirmés par nos expériences sur les animaux. Ils permettent, dès à présent, de ranger la propylamine parmi les substances antipyrétiques et ils rendent un compte satisfaisant des résultats cliniques.

Ainsi, la dépression de la circulation capillaire explique la diminution des fluxions articulaires et l'amélioration des phénomènes locaux du rhumatisme, en même temps que l'amoindrissement des combustions détermine la chute rapide de la fièvre. Le calme de la douleur et le retour du sommeil qui en est la conséquence, s'expliquent suffisamment par la disparition de la fluxion inflammatoire; et, d'autre part, nos expériences sur les animaux ne peuvent laisser de doute sur un certain degré d'analgésie et de tendance au sommeil provoqué par la propylamine.

Les faibles doses de propylamine administrées à l'homme sont incapables de produire les phénomènes de surexcitabilité motrice qui donnent lieu, chez les animaux, aux palpitations musculaires, aux spasmes et aux convulsions. Cependant, chez la phthisique rhumatisante qui fait l'objet de notre troisième observation, la dose de 2 grammes provoque des tremblements, de la dyspnée, du spasme des muscles temporaux, etc., et chez une dame de la ville, atteinte de nervosisme, nous avons eu occasion de constater les mêmes symptômes spasmodiques à la suite d'une potion contenant 20 gouttes de propylamine de Poulenc.

M. Fargier-Lagrange indique un certain degré de liquéfaction du sang, que produirait la propylamine en raison de sa nature alcaline. Dans nos expériences sur les animaux, nous avons toujours vu le sang suinter en nappe plus abondante par les plaies après l'administration de la propylamine, qu'avant l'emploi de cette substance.

3° La propylamine modifie les sécrétions : chez l'homme, elle s'est montrée presque constamment diurétique, et, dans quelques cas, sudorifique. Nous avons pu, en outre, constater son élimination par la respiration chez le moineau et le lapin, et cela est loin de contredire les succès obtenus par M. de Kaleniczenko au moyen de la vulvaire dans les affections catarrhales et dartreuses, etc.

Au point de vue purement clinique, la plupart des observateurs tombent d'accord sur les modifications avantageuses imprimées à la marche du rhumatisme articulaire par la propylamine. Dès les premiers jours du traitement, les douleurs articulaires s'amendent notablement en même temps que la fièvre tombe, et quelques jours plus tard, les douleurs s'éteignent complètement et la tuméfaction disparaît. Quand il survient de nouvelles poussées, elles s'effacent moins rapidement que la première ; c'est du moins ce qui nous paraît résulter de nos propres observations et de celles que nous avons consultées. Lorsque le traitement propylamique n'influence pas rapidement la marche du rhumatisme, il est à présumer qu'il restera sans effet. Il a présenté son plus haut degré d'efficacité dans le rhumatisme aigu, à marche rapide, avec tendance à la généralisation (Féréol) ; il est moins favorable dans le rhumatisme subaigu et fixe, moins encore dans le rhumatisme noueux, et probablement dans le rhumatisme blennorrhagique, où cependant M. Brouardel l'a employé avec succès. Les complications du rhumatisme sont loin de contr'indiquer la propylamine, car M. Gombault a obtenu la guérison rapide d'un rhumatisme aigu, avec délire, et M. Bucquoy, à l'hôpital Cochin, a vu une amélioration notable dans un cas grave de rhumatisme, avec péricardite et épanchement pleurétique considérable.

Chez le sujet de notre septième observation, la propylamine éteignit le rhumatisme sans modifier l'épanchement pleural qui céda ensuite au vésicatoire. Chez le même malade, une affection organique du cœur, consécutive à cinq attaques antérieures de rhumatisme, n'éprouva aucun changement. Dans notre première observation, un vésicatoire fut appliqué contre les phénomènes d'endocardite, après la guérison du rhumatisme par la propylamine.

Les résultats thérapeutiques que nous avons obtenus n'ont pas été ausi favorables que ceux qui ont été annoncés par Awénarius, John Gaston et M. Dujardin-Beaumetz, à la suite de ses premières expériences cliniques. Nous dirons même que nous avons été surpris, en présence des effets physiologiques très-accentués et très-constants que nous avaient présentés les animaux, de ne pas assister à des résultats cliniques plus tranchés.

Toutefois, ce serait dépasser de beaucoup la signification de nos expériences mêmes, qui comptent parmi les moins favorables au nouveau médicament, que d'affirmer son inefficacité ou même son infériorité aux autres méthodes de traitement du rhumatisme articulaire.

Notre réserve sur ce point sera d'autant mieux comprise, que nos résultats physiologiques promettent beaucoup plus à la propylamine que ce que nous a donné l'expérimentation clinique.

La seule conclusion que nous voulions tirer des résultats thérapeutiques moins favorables, que nous a fournis la propylamine, c'est qu'il faut se garder d'un engouement prématuré pour cette substance, la laisser longtemps encore à l'étude et comparer les effets curatifs qu'elle donne, avec ceux que produisent les autres agents dont l'utilité est reconnue dans le traitement du rhumatisme.

Quant à nous, décidé à poursuivre nos études de physiologie, nous en ferons, en particulier, l'application à la détermination rigoureuse des effets physiologiques de chacun des composants de la substance complexe et mal définie, qui a été expérimentée en clinique sous le nom de propylamine.

APPENDICE

Action de la propylamine pure.

A la dernière heure, nous recevons de l'inépuisable obligeance de M. Gautier de la propylamine pure dont nous sommes heureux de pouvoir indiquer sommairement les effets physiologiques. Ils se résument dans une sédation nerveuse beaucoup plus marquée que celle de la propylamine commerciale, avec ralentissement de la circulation et sans aucun signe de surexcitabilité. On en jugera par les expériences suivantes :

A une souris on injecte sous la peau du dos 0,45 centigr. d'une solution au 1/7 de propylamine pure, soit 65 millim. de propylamine.

Pendant quelques minutes, la souris court et paraît peu influencée, puis elle s'arrête, s'étend sur le ventre, le museau par terre et reste immobile et comme endormie. D'abord le bruit et le pincement la font sortir de cette sorte d'assoupissement, marcher un instant en traînant les pattes postérieures, pour retomber aussitôt dans l'immobilité. On réveille ainsi l'animal à plusieurs reprises en le secouant; mais au bout de 25 minutes, il reste dans une immobilité absolue, ne réagissant plus à aucune excitation; la respiration va se ralentissant et s'affaiblissant et s'arrête après 45 minutes.

On ouvre la souris 10 minutes plus tard, et on trouve le ventricule droit du cœur rempli de sang et le ventricule gauche presque vide; les poumons sont rosés et présentent quelques ecchymoses.

Voici maintenant les effets de doses variées chez les grenouilles :

A une première grenouille verte, on injecte sous la peau de la jambe droite 0,35 cent. de la solution au 1/7 de propylamine, et on la met en liberté.

La grenouille n'éprouve pas d'excitation; elle devient presque immédiatement tranquille, marche en traînant la patte injectée, et au bout de 15 minutes, elle est tout à fait immobile et assoupie.

Après 1 heure 45, la grenouille continue à dormir, les paupières fermées; elle est immobile, respire de la gorge et des flancs; elle s'éveille et se met à marcher quand on la remue ou qu'on la pince ailleurs qu'à la patte injectée. Les pupilles sont dilatées; le cœur donne 22 battements par minute, visibles à l'extérieur.

12 heures après l'injection, la grenouille n'a pas changé de position; elle continue à dormir, les paupières fermées, respirant faiblement et par intervalle des flancs, essayant de se retourner quand on la place sur le dos où elle se rendort bientôt. 12 heures plus tard elle est morte; les nerfs et les muscles ne répondent pas à la pince électrique.

A une deuxième grenouille verte on injecte sous la peau des deux jambes 80 centigrammes de la solution au 1/7 de propylamine, un peu plus du double de la dose injectée à la première grenouille. Les pattes restent étendues et il n'y a pas d'agitation pendant et après l'injection.

Au bout d'une heure, la grenouille n'a cessé de dormir, ne respirant pas des flancs, mais seulement de l'appareil hyoïdien. Placée sur le dos, elle y reste, se retournant et coassant quand on lui pince les mains, et non les pattes injectées; les pupilles sont dilatées, les battements du cœur ne s'aperçoivent pas à l'extérieur.

12 heures après, la grenouille était morte sans avoir présenté de signes d'excitabilité ni de convulsions.

A une troisième grenouille rousse, on injecte aux deux pattes 14 décigr. de la solution, soit 2 décigr. de propylamine.

La grenouille est comme stupéfiée, car elle ne cherche pas à se mouvoir, ne respire plus des flancs et reste sur le dos où on la place, coassant quand on la retourne.

Après 25 minutes, la grenouille dort les paupières fermées, les pupilles dilatées; elle ne respire plus que faiblement de la gorge et présente 20 pulsations du cœur à la minute. Elle est morte quelques heures plus tard.

Les résultats fournis par les expériences qui précèdent suffisent pour montrer que ce n'est pas la propylamine pure qui est le facteur convulsivant dans les propylamines commerciales ; qu'au contraire elle possède des propriétés sédatives, telles qu'on les observe dans la plupart des composés à radicaux alcooliques. L'induction porterait à penser que la triméthylamine pure donnerait des effets plutôt analogues à ceux de la propylamine qu'à ceux de l'ammoniaque, et ce dernier corps serait le seul élément convulsivant des solutions propylamiques ou triméthylamiques employées en médecine.

Paris. A. Parent, imprimeur de la Faculté de Médecine, rue Mr-le-Prince, 31.

TABLE DES MATIÈRES.

www.ingramcontent.com/pod-product-compliance
Ingram Content Group UK Ltd.
Pitfield, Milton Keynes, MK11 3LW, UK
UKHW020243220726
13923UKWH00002B/798

9 782019 269616